医院评审评价与精细化管理新模式系列

主　编⊙左　伟

中国医院JCI评审实施手册

——宁波市第四医院JCI认证经验集

The Manual of JCI Accreditation for Hospital in China

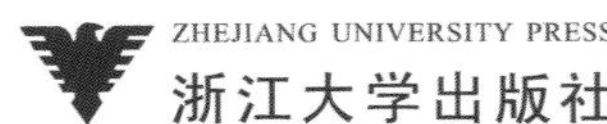

图书在版编目（CIP）数据

中国医院JCI评审实施手册：宁波市第四医院JCI认证经验集 / 左伟主编. — 杭州：浙江大学出版社，2016.7（2016.8重印）
（医院评审评价与精细化管理新模式系列）
ISBN 978-7-308-15981-4

Ⅰ.①中… Ⅱ.①左… Ⅲ.①医院－标准化管理－中国－手册 Ⅳ.①R197.32-62

中国版本图书馆CIP数据核字（2016）第137072号

中国医院JCI评审实施手册——
宁波市第四医院JCI认证经验集
左伟 主编

策划编辑 张 鸽
责任编辑 张 鸽
责任校对 冯其华
封面设计 黄晓意
排 版 杭州兴邦电子印务有限公司
出版发行 浙江大学出版社
（杭州市天目山路148号 邮政编码310007）
（网址：http://www.zjupress.com）
印 刷 浙江海虹彩色印务有限公司
开 本 710mm×1000mm 1/16
印 张 10.75
字 数 309千
版 印 次 2016年7月第1版 2016年8月第2次印刷
书 号 ISBN 978-7-308-15981-4
定 价 68.00元

浙江大学出版社发行中心电话（0571）88925591；http://zjdxcbs.tmall.com

《中国医院JCI评审实施手册——宁波市第四医院JCI认证经验集》
编 委 会

主　编：左　伟

副主编：章雪莲　谢龙腾　章笠中

编　委：（按姓氏笔画排序）

王　非　方　建　叶　众　白　亮　朱红霞
许建建　吴慧芬　邱国仕　汪荷仙　沈宏峰
陆振一　陈永仁　林建宇　林建军　周赛亚
周建勤　周德曙　赵丽丽　胡元达　钱　国
徐永灵　葛争丽　赖忠庆

秘　书：陈远进　徐　斌

本书使用说明

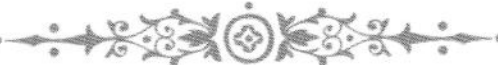

本书一些内容以《JCI医院评审标准》(第5版)中文版为基础。如“IPSG.1”“IPSG.2”“IPSG.2.1”即对应《JCI医院评审标准》(第5版)中文版的章节序号。本书中所提及的表单和制度为宁波市第四医院的名称,供其他医院参考。

前 言

医院评审评价到底评什么？医院管理者每天最担心的是什么？患者最需要的是什么？答案无疑是“以患者为中心的有品质与安全保证的医院管理”。这也是对21世纪国际医院的品质要求。同时，新医改情况要求医院更加注重精细化管理，而精细化管理的核心就是全面质量管理。

2015年，我院（宁波市第四医院）举办了“海峡两岸医院管理论坛暨JCI与医院精细化管理研讨会”，吸引了850余名医院管理者来参会，这就充分说明了我们的医务工作同仁们对医院管理知识的求知若渴和高度重视。

那么，医院管理应当以什么为抓手呢？我院于6年前开始将国家三级医院标准与JCI体系相结合，探索具有中国特色的医院管理新模式。6年以来，经过坚持不懈的努力，继三级医院评审通过之后，又分别于2013年2月及2016年1月，两次以高分通过JCI评审。医院的面貌发生了巨大的变化，尤其是医院品质得到了提升，流程得到了优化，精细化管理水平全面提高。与此同时，也吸引了大批国内同行来院参观指导。

截至2016年3月，国内已有55家医院通过JCI评审，越来越多的医院正在启动JCI评审。JCI为国内等级医院评审及质量管理提供了工具并奠定了良好的基础。为了分享认证经验，特将我院两次通过JCI评审的经验原汁原味地编著成书，以供同仁们参考和借鉴。

本书共分为三部分。第一部分为JCI认证的准备工作，包括医院如何开始准备JCI评审、医院制度和程序准备要略、JCI评审前电子申请表填写、文件资料准备要略、追踪小组的组建和日常督查活动的运作及模拟评审演练六个方面的主要内容。第二部分为系统追踪及访谈要略，这是JCI评审也是国内等级医院评审的难点。这部分内容主要包括质量与患者安全领导访谈、质量计划访谈、感染控制系统追踪、药物管理系统追踪、供应链管理和循证采购访谈、设施管理与安全系统追踪、员工教育资质访谈、伦理框架和安全文化访谈八个方面，介绍了准备方法及模拟问答，供大家更好地理解JCI的思维并灵活应用。第三部分为JCI正式评审具体安排及注意事项。

由于各家医院对JCI医院评审标准的理解不同，每家医院院情不同，管理制度模式不同，因此如何做好具体的认证工作必然也有所不同。本书的内容仅是本院的做法，并提供了实践指南和技巧，可供全国准备或正在进行JCI认证及等级医院评审的同行们借鉴与参考，也可供医院管理者和医学院校医院管理专业学生了解JCI的思维及逻辑关系等。

本书在编写过程中得到了台湾彰化基督教医院团队、医惠科技有限公司和上海宏信医院管理有限公司的指导与支持，在此致以诚挚的谢意。

左伟

2016年3月6日

缩略词列表

（以缩写的字母顺序排序）

缩写	英文全称	中文全称
ACC	Access to care and continuity of care	医疗可及性及连续性
ACLS	Advanced cardiac life support	高级心脏生命支持
ADR	Adverse drug reactions	药品不良反应
AOP	Assessment of patients	患者评估
ASA	American Society of Anesthesiologists	美国麻醉协会
ASC	Anesthesia and surgical care	麻醉及外科治疗
BLS	Basic life support	基础生命支持
CFDA	China Food and Drug Administration	国家食品药品监督管理总局
COP	Care of patients	患者治疗
CPOT	Critical-care pain observation tool	用重症监护病人疼痛观察工具
CPR	Cardio pulmonary resuscitation	心肺复苏术
CR	Computed radiography	计算机X线摄影
CRAB	Carbapenem-resistant Acinetobacter baumannii	耐碳青霉烯鲍曼不动杆菌
CRE	Carbaenem-resistant Enterobacteriace	耐碳青霉烯类肠杆菌科细菌
CRIES	Crying, Requires O_2 turation, Increased vital signs, Expression, Sleeplessness	新生儿术后疼痛测量工具
CR-PAE	Carbaenem-resistant Pseudomonas aeruginosa	耐碳青霉烯铜绿假单胞菌

续表

缩写	英文全称	中文全称
CT	Computed tomography	计算机断层扫描
DNR	Do not resuscitate	拒绝心肺复苏术
DR	Digital radiography	数字X线摄影
ECRI	Economic Care Research Institute	美国紧急医疗研究所
EFR	Endoscopic full-thickness resection	内镜全层切除术
EMBE	Endoscopic metal biliary endoprosthesis	内镜胆管金属支架引流术
ENBD	Endoscopic nosal biliary drainage	鼻胆管引流术
EPS	Emergency power supply	应急电源
ERBD	Endoscopic retrograde biliary drainag	胆管内置管引流术
ERCP	Encoscopic retrograde cholangio-pancreatography	经内镜逆行性胰胆管造影术
ESD	Endoscopic submucosal dissection	内镜黏膜下剥离术
ESE	Endoscopic submucosal excavation	内镜黏膜下挖除术
EST	Endoscopic sphincterotomy	内镜下乳头括约肌切开术
FDA	Food and Drug Administration	美国食品和药物管理局
FLACC	The Face, Legs, Activity, Cry, Consolability behavioral tool	儿童疼痛行为(FLACC)量表
FMEA	Failure mode and effect analysis	失效模式与效应分析
FMS	Facility management and safety	设施管理及安全
GCS	Glasgow Coma scale	格拉斯哥昏迷评分法
GHS	Globally harmonized system of classification and labelling of chemicals	全球化学品统一分类和标签制度
GLD	Governance, Leadership, and Direction	治理、领导及管理
GMP	Good manufacturing practice	药品生产质量管理规范
GSP	Good supplying practice	药品经营质量管理规范
HEPA	High-efficiency particulate air filter	高效空气过滤器
HIV	Human immunodeficiency virus	人类免疫缺陷病毒,又名艾滋病

续表

缩写	英文全称	中文全称
HVA	Hazard vulnerability analysis	危害脆弱性分析
ICD10	International Classification of Diseases 10	国际疾病分类第10版
ICU	Intensive care unit	重症监护病房
IMSAFE	Illness, Medicne, Sleep, Alcohol, Fatigue, Emotion	I指身体不适影响作业;M指服用药物引起嗜睡昏沉;S指睡眠不足打瞌睡;A指饮酒宿醉;F指过度疲劳;E指情绪低落或暴怒,无法作业或影响他人作业
IPSG	International patient safety goals	国际患者安全目标
ISBAR	Introduction, Situation, Background, Assessment, Recommendation	交班沟通程序:"I"指介绍,"S"指现状,"B"指背景,"A"指评估,"R"指建议
JCI	Joint Commission International	国际联合委员会
ME	Measurable elements	可衡量要素
MMU	Medication management use	药品管理及使用
MOI	Management of information	信息管理
MRI	Magnetic resonance imaging	磁共振成像
MRSA	Methicillin-resistant Staphylococcus Aureus	耐甲氧西林金黄色葡萄球菌
NRS	Numeric rating scale	疼痛数字评分法
NSAIDs	Non-steroidal antiinflammatory drugs	非甾体抗炎药
P&P	Policy & procedure	制度和程序
PACU	Post-anesthesia care unit postanesthesia recovery areas	麻醉复苏室
PAINAD	Pain assessment in advanced dementia scale	老年痴呆患者疼痛评估量表
PALS	Pediatric advanced life support	儿童高级生命支持
PCI	Prevention and control of infections	感染预防与控制
PDA	Personal digital assistant	个人数字终端
PDCA	Plan, Do, Check, Act	计划,实施,确认,处置

续表

缩写	英文全称	中文全称
PFE	Patient and family education	患者及家属的教育
PFR	Patient and Family Rights	患者及家属的权利
PICC	Peripherally inserted central catheter	经外周中心静脉置管
POCT	Point of care testing	现场快速检验
POEM	peroral endoscopic myotomy	口内镜下肌切开术
PPT	Power point	演示文稿文件
PRN	Pro Re Nata	必要时,长期备用医嘱
QA	Question and answer	问答
QPS	Quality improvement and patient safety	质量促进和患者安全
RACE	Rescue, Alarm, Confine, Extinguish or evacuate	救援,报警,限制,灭火/疏散
RCA	Root cause analysis	根本原因分析
SAC	Severity assessment code	异常风险矩阵评估
SARS	Severe acute respiratory syndromes	非典型性肺炎
SDS	Safety data sheet	安全数据表
SEWS	Shock early warning system	休克早期预警系统
SOP	Standardized operation processes	标准化作业程序
SQE	Staff qualifications and education	人员的资质和教育
STER	submucosal tunnel endoscopic resection	内镜黏膜下隧道肿瘤切除术
TB	Tuberculosis	肺结核
Time-out	Time-out	手术暂停核查程序
TOCC	Travel, Occupation, Contact, Cluster	流行病史(包括旅游史、职业、接触史和群聚史)
TPN	Total parenteral nutrition	全胃肠外营养
UPS	Uninterruptible power supply	不间断电源
VRE	Vancomycin resistant Enterococci	耐万古霉素肠球菌
WHO	World Health Organization	世界卫生组织

目　录

第一章 JCI认证的准备工作

本章的重点内容包括医院如何开始准备JCI评审、医院制度和程序准备要略、JCI评审前电子申请表填写、文件资料准备要略、追踪小组的组建和日常督查活动的运作及模拟评审演练六个方面，在JCI评审各个阶段为读者提供借鉴和参考。

第一节 如何开始准备JCI评审

一、确定医院迎评各阶段重点工作计划

根据《JCI医院调查程序指南》(第5版)中评审程序时间轴,确定医院实际迎评各阶段重点工作计划。

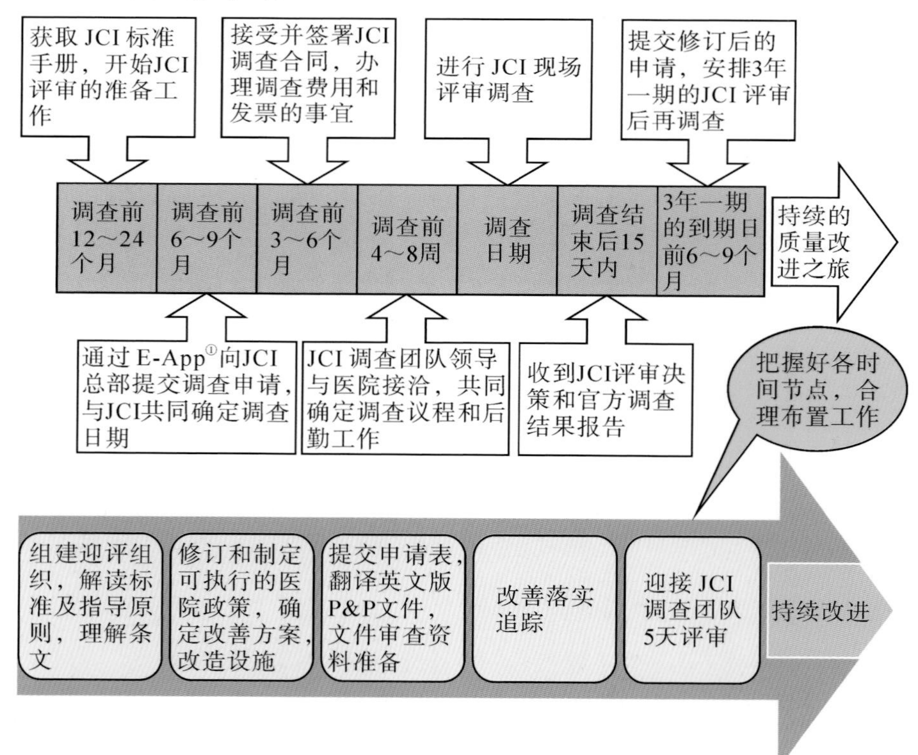

①E-App:JCI电子申请工具。

二、迎评工作阶段布置策略

1. 确定迎评时间，至少提前12个月做准备，从JCI总部获取JCI最新版标准，印刷成册，分发给全院各科室。在医院内网[①]JCI专栏上，有医院调查程序指南及JCI医院评审标准，以便员工学习。

2. 完善组织体系。

3. 导读标准。

4. 建立JCI认证专栏。

三、JCI迎评组织组建策略

1. 成立JCI领导小组，明确总指挥和副总指挥。小组成员由职能科室主任和各章节（见附件"JCI医院评审各章节列表"）组长组成，全面负责医院JCI认证过程中的决策和统筹协调工作。

2. 设立JCI办公室，主要负责协调、联系、工作布置以及进度追踪。

3. 章节小组分工，包括标准解读、协调制定制度、章节文件资料准备、现场追踪检视各单位执行相关制度的情况并监督成效。注意点如下。

（1）召集人由分管院长担任。

（2）章节组长最好与职能对应。

（3）尽量不要将分管院长纳入章节组长行列。

（4）章节组由组长、副组长、骨干成员及协调员等6～8人组成。要根据章节内容设定团队成员。

（5）AOP.5实验室服务包含检验科、输血科及病理科，建议可由检验科主任担任小组长。

（6）AOP.6放射和诊断影像服务包含放射科、超声科，建议可由放射科主任担任小组长。

（7）章节分工示例如下。

组　别	召集人	章　节	组　长	副组长	成　员					协调员
医疗组	副院长	ACC/IPSG2.2	医务科副科长	门诊办主任/ICU主任	外科医生	内科医生	急诊科主任	综合服务中心主任		

①医院内网：在本书中，也称OA网。

续表

组别	召集人	章节	组长	副组长	成员					协调员
医疗组	副院长	PFR	医务科科长	产科护理人员	内科医生	口腔科医生	ICU医生	外科医生	医务科干事	
		AOP/IPSG2.1	质控办主任	感染科护士长	外科医生	新生儿科主任	检验科主任(AOP.6)	放射科主任(AOP.5)	质控办干事	
		COP	质控办主任	ICU主任	内科医生	输血科主任	外科医生	营养科负责人	护理部干事	
		ASC/IPSG.4/IPSG.4.1	麻醉科主任	手术室护士长	外科医生	妇科医生	麻醉科医生	儿科医生	手术室护士	
		MMU/IPSG.2/IPSG.3/IPSG3.1	药剂科主任	临床药学室主任	住院药房负责人	门诊药房负责人	中药房负责人	药物配置中心负责人	药库采购员	
		QPS	医评办主任	产科主任	心内科主任	放射科医生	临床药学室药师	财务部干事	医评办干事	
		MOI	信息科科长	病案统计室负责人	质控办干事	内科医生	办公室干事	信息科干事		
护理组	副院长	IPSG	护理部主任	急诊科护士长	外科医生	内科医生	检验科检验师	超声科医生	护理部干事	
		PFE/IPSG.1/IPSG.6	护理部负责人	产科护士长	内科护理人员	外科护理人员	儿科护理人员	内科医生	肿瘤科医生	
		PCI/IPSG.5	院感科科长	感染科主任	ICU医生	外科医生	血透室护理人员	检验科检验师	院感科干事	
管理组	副书记、副院长	GLD	办公室主任	纪检监察室主任	耳鼻喉科医生	医评办干事	人力资源部干事	办公室干事		
		FMS	后勤保障部主任	医学装备部主任	总务科科长	基建科科长	动力科科长	保卫科科长	防保科科长	
		SQE	人力资源部主任	科教科科长	科教科干事	护理部带教护士长	人力资源部干事	人力资源部干事		

四、理清医院质量控制组织架构

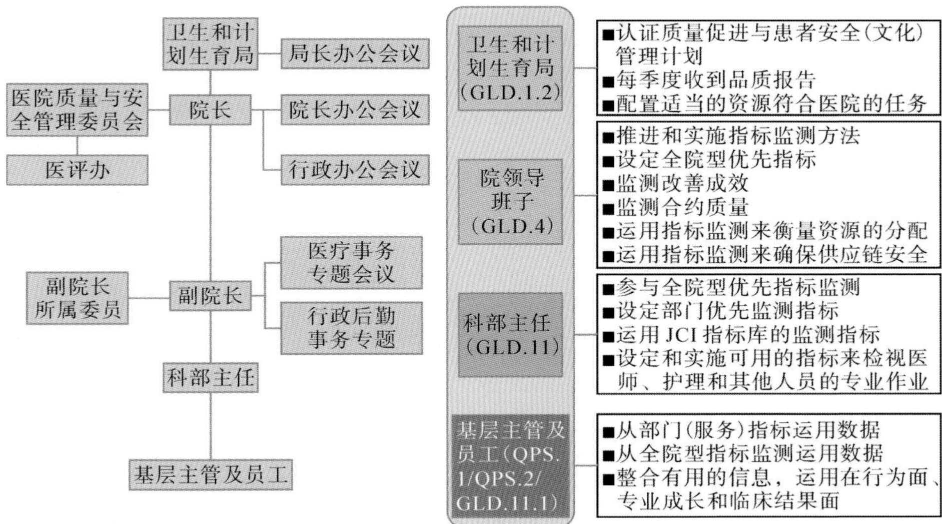

五、明确医院质量与安全管理委员会与其他委员会的关系

医院质量与安全管理委员会与18个委员会之间保持双向沟通的关系。

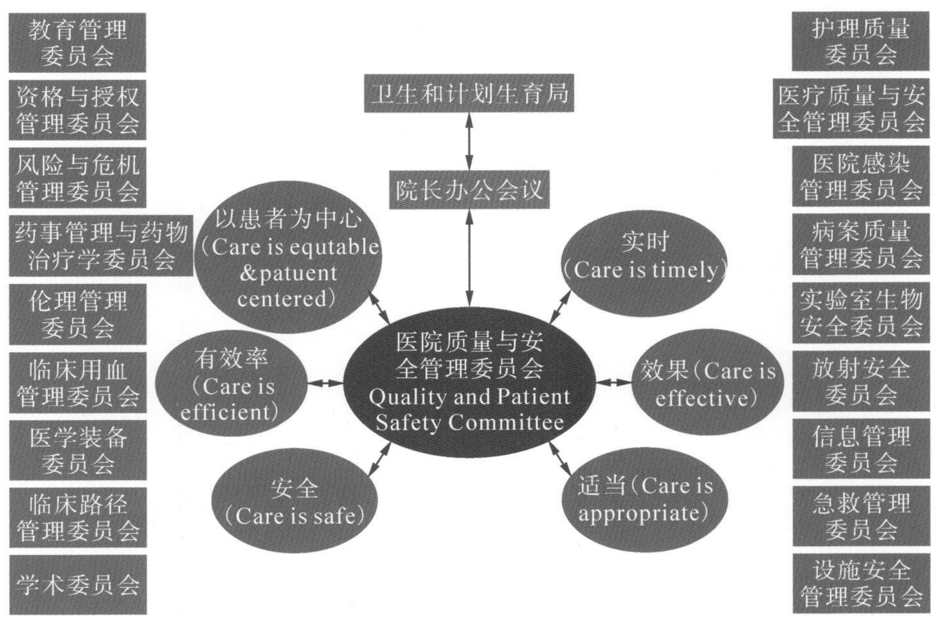

第二节　医院制度和程序准备要略

一、MOI.9/9.1文件管理和实施准备

1. 掌握《JCI医院评审标准》(第5版)MOI.9/9.1标准(再次评审时需了解条文的新旧差异),先着手准备讨论文件撰写的标准化作业程序(SOP)的格式和制定医院制度或修订政策,并对全院种子选手进行培训,各部门按照统一的格式修订或制定政策。

2. 认真准备文件审查中需要用英文书写的政策。

3. 制定切实可行的制度/流程,这是达到JCI评审标准的行动指南,并且明晰、合理的制度/流程是被员工广泛认可、接受和拥护的必备条件。JCI评审标准告诉我们"要做什么",但不会告诉我们"怎么做"。

4. 文件撰写要依据JCI评审标准中的可衡量要素(ME)逐一比对书写,不要以为写得越多越好,要根据医院实际情况书写。

5. 文件的准备必须依据《JCI医院调查程序指南》中医院所需的项目和所需的书面材料的政策(包括所要求的用英文书写的政策)。

6. 由章节组长负责,章节组员一起参与制度的修订。

7. 建议将制度的修订与国家《三级综合医院评审标准实施细则》(2011版)相结合,标准求高不求低。

二、实施要略

要略1:掌握MOI.9/MOI.9.1条文改变(再次评审时)

MOI章节变更如下。

标　准	变　更	解　　释
MOI.1	重新编号	删除《JCI医院评审标准》(第4版)中MCI.9的要求
MOI.2	重新编号;无重大变更	删除并合并《JCI医院评审标准》(第4版)中MCI.10和MCI.11的要求;重述含义和ME,使其清晰易懂
MOI.3－MOI.5	重新编号;无重大变更	对《JCI医院评审标准》(第4版)中的标准进行重新编号。为清楚起见,部分文字略有改动:MOI.3(原MCI.12),MOI.4(原MCI.13),MOI.5(原MCI.14)
MOI.6	重新编号;要求变更	删除《JCI医院评审标准》(第4版)中MCI.15的要求,在含义和ME中新增内容,以强调医院在实施医疗信息技术系统前后对该系统进行评估、测试和评价的必要性
MOI.7和MOI.8	重新编号;无重大变更	对《JCI医院评审标准》(第4版)中的标准进行重新编号。为清楚起见,部分文字略有改动:MOI.7(原MCI.16)和MOI.8(原MCI.17)
MOI.9	重新编号,要求变更	删除《JCI医院评审标准》(第4版)中MCI.18的标准,并修订标准、含义和ME,以简化和阐明要求
MOI.9.1	新标准	引入的新标准。这是为确保正确执行用于指导临床和非临床实践的规章制度、程序、计划和其他文件而整合设定的要求
MOI.10－MOI.12	重新编号;无重大变更	对《JCI医院评审标准》(第4版)中的若干标准进行重新编号。为清楚起见,部分文字略有改动:MOI.10(原MCI.19),MOI.10.1(原MCI.19.1),MOI.10.1.1(原MCI.19.1.1),MOI.11(原MCI.19.2),MOI.11.1(原MCI.19.3),MOI.12(原MCI.19.4)

注意:

(1) 本版本——《JCI医院评审标准》(第5版)的"信息管理"(MOI)章节在第4版中是名为"沟通与信息的管理"(MCI)的章节。

(2) 此表仅列出了在《JCI医院评审标准》中本章节的要求的变更。过去位于第4版的本章节,而现在全部或部分包含在本版本另一章节中的要求在本章节的"变更"表中未列出。

(3) 以下标准出现在第4版的此章节中,但在本版本中已被删除(以第4版中的编号列出):MCI.2、MCI.3、MCI.6、MCI.7。

(4) 某些标准要求医院对具体过程要有书面政策或流程。这些标准在标准文本后以"Ⓟ"图标表示。

要略2:掌握MOI.9/MOI.9.1标准及测量要素

1. 医院要制定一个总的文件制度来管理所有相关制度、程序和计划。

2. 此文件制度内容要包含a～h项目[见《JCI医院评审标准》(第5版)评审标准MOI.9中的含义]。

3. 对所有的制度、程序和计划需统一标准化格式。

4. 建立快捷的查询系统，使员工能快速找到与其工作任务和特定情况相关的规章制度。查询方式：可按照标题、发布日期、版本和（或）当前修订日期、页数、核准文件发布的授权人和（或）文件审查人及数据库标识（如适用）来识别各个文件。

5. 将制度纳入员工的岗前培训，并落实制度执行的监测（特别是IPSG政策）。

要略3：明确统一的制度和程序的修订格式

制度和程序的标准格式：①标准格式需遵从《制度和程序标准格式和书写指引》进行制订。②每一个制度和程序依下列规定填写内容。

项目名称	项目说明	制　度	程　序
一、目　的	制定制度和程序所要达成的目的	必填项	必填项
二、范　围	适用于全院或局部范围	必填项	必填项
三、定　义	需要解释说明的名词或定义	可选项	可选项
四、权　责	负责起草、修订和解释本文件的责任科室	必填项	必填项
五、参考文件	制定本制度和程序的参考资料和依据（如法律法规、评审条文等）	可选项	可选项
六、政　策	制度的具体内容或性质	必填项	可选项
七、流　程	程序的图示或步骤说明	免填项	必填项
八、教育训练	目的是使相关人员（新进及在职人员）了解和遵守制度及程序的规定	可选项	必填项
九、品质管理	依据评审要求以及单位主管专业管理的要求，确立监测指标	可选项	必填项
十、表单附件	制度和程序中所提到的表单和附件	可选项	必填项
十一、审　核	主办：是指负责制定、修订规章和程序的主办部门 协办：是指协助制定、修订规章和程序的主办部门	必填项	必填项

备注：必填项：必须填写内容，不可空白。

可选项：可填写也可不填写内容。项目中，第一至七项的“可选项”若不填写内容，则为“无”；第八至十项的“可选项”若无内容填写，则可删除项目。

免填项：删除项目不填。

要略4:依据制度格式的项目,制定P&P标准格式和书写指引

1. 供各部门修订、制定制度和程序使用的撰写模板如下。

<table>
<tr><td rowspan="4">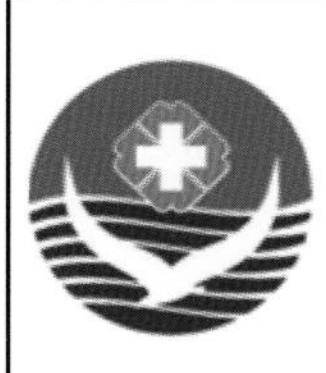</td><td>类　　别</td><td colspan="3">全院制度-××××</td><td>编　　号</td><td>×-×-××</td></tr>
<tr><td>名　　称</td><td colspan="3">P&P标准格式和书写指引</td><td>生效日期</td><td>20××-××-××</td></tr>
<tr><td>制定单位</td><td>×××</td><td>责任人</td><td>×××</td><td>修订日期</td><td>20××-××-××</td></tr>
<tr><td>定期更新</td><td>每年</td><td>总页码</td><td>×</td><td>版　　本</td><td>第×版</td></tr>
</table>

一、目　的(想要达到的理想目标。在制度和程序中均为必填项)
1. ××××××。
2. ××××××。

二、范　围(在制度和程序中均为必填项)
1. 适用范围:××××××。
2. 流程范围:××××××。

三、定　义(需要解释的名词或事项。在制度和程序中均为可选项)
1. ××××××。
2. ××××××。

四、权　责(在制度和程序中均为必填项)
1. 本流程/程序SOP是由什么部门负责的?
2. 本流程/程序SOP是由谁负责制定的?

五、参考文献(在制度和程序中均为可选项)
1. 法律法规:××××××。
2. 评审条文:××××××。
3. 其他参考文献:××××××。

六、政　策(在制度中为必选项,在程序中为可选项)
1. ×××
　1.1　××××
　　1.1.2　××××。
　　　a　××××
　　　b　××××。

七、流　程(步骤或流程图都可以。在程序中为必选项,在制度中为免填项)
1. 流程图

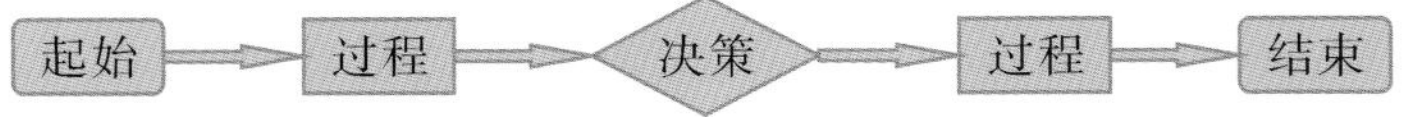

2. 流程步骤

步　骤	流程说明
(1)	
(2)	
(3)	

八、教育训练(确保执行者能胜任工作。在制度中为可选项,在程序中为必选项)

对　象	具体做法
1. 新进人员	
2. 在职人员	
3. ××××	

九、品质管理(衡量指标与稽核要点。在制度中为可选项,在程序中为必选项)

控制重点/指标	衡量、验证、监测、改善
1. 指标名称	1.1 分子/分母:(请分别定义清楚) 1.2 收集方法:(资料来源、普查或抽样……) 1.3 数据验证:(验证方法与程序) 1.4 遵从性监测方法:(过程与结果并重) 1.5 异常分析与改善:(检讨周期,管制图、同期数据比对……进行PDCA)
2. 意外事件通报检讨	1.1 针对____过程中的意外事件依规定进行事件通报。 1.2 依据事件的风险分类进行检讨,必要时召集相关人员进行PDCA改善、RCA并检讨本程序。

十、表单附件(表单与相关规定。在制度中为可选项,在程序中为必选项)

1. 表　单
   1.1 ××××。
   1.2 ××××。
2. 附　件
   2.1 ××××。
   2.2 ××××。

十一、审　核(核准与知会确认。在制度和程序中均为必填项)

部　门		核准主管	核准日期
主　办		主　任:	年　月　日
		院　长:	
协　办	1.	主　任:	年　月　日
	2.	主　任:	

2. 各部门依据书写指引进行模板撰写。

<table>
<tr><td rowspan="4">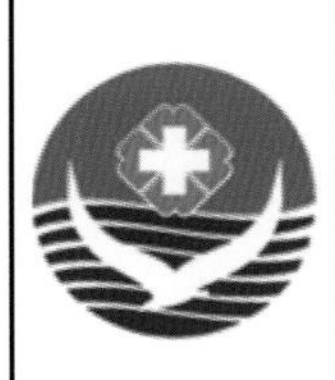</td><td>类　　别</td><td colspan="3">全院制度-××××</td><td>编　　号</td><td>×-×-××</td></tr>
<tr><td>名　　称</td><td colspan="3">P&P标准格式和书写指引</td><td>生效日期</td><td>20××-××-××</td></tr>
<tr><td>制定单位</td><td>×××</td><td>责任人</td><td>×××</td><td>修订日期</td><td>20××-××-××</td></tr>
<tr><td>定期更新</td><td>每年</td><td>总页码</td><td>×</td><td>版　　本</td><td>第×版</td></tr>
</table>

【Policy & procedure标准格式撰写指引】

＊ 制度和程序的定义 ＊

1. 制度：是一种组织清楚表达对于每一个特定主题的立场与价值观的书面声明。它包含规则及告诉人们要做什么事(Tells one what to do)。

2. 程序：是指一套书面指令，描述一个特定行为或顺序行为的被核准和建议的步骤。它告诉人们如何执行一组任务(Tells one how to perform a set of tasks)。

＊ 字体、语法与风格 ＊

1. 字体与边界
   1.1 中文以宋体，英文以Times New Roman作为标准。
   1.2 标题用粗体的五号字，内文则使用不加粗的五号字，增加阅读清晰度。
   1.3 版面一律用A4纸打印。
   1.4 粗体字及斜体字可用于强调特定的单字或词组，但应该少用。
   1.5 应将每次最新修订更新内容的新增或修改部分以灰底显示，提醒阅读者注意。
   1.6 单倍行距。
   1.7 左、右页边距各为3.17厘米，上、下页边距各为2.54厘米。
2. 风　格
   2.1 为求全院一致化，请依照标准模板格式填入，不要另立窗体格式。
   2.2 日期及时间的书写参照“2012-05-06”格式。
   2.3 表头的内容和内容标题一律以粗体字呈现。
   2.4 书写风格清晰、简明。
   2.5 使用主动动词(Active verbs)。
   2.6 使用现在式书写。
   2.7 当名词使用英文时，大小写须一致。如果部门名称及职务头衔采取英文大写，则每次提及时均需大写。
   2.8 专有名词可用缩写并写于全名之后。
   2.9 如在程序内容中有使用数字，则应该用阿拉伯数字而不是文字表达。举例：写“6”，而不写“six”。
   2.10 如果有使用医学插图，则必须注明图表来源。
   2.11 写作的内容必须清楚，且适合读者阅读，尽可能不使用专业术语。
   2.12 使用缩写的频率最好降到最低。请先在“定义及名词解释”字段内说明缩写的全名或意义，之后再提到时才可使用缩写。

要略5:培训医院各科室种子选手应用标准格式制定制度

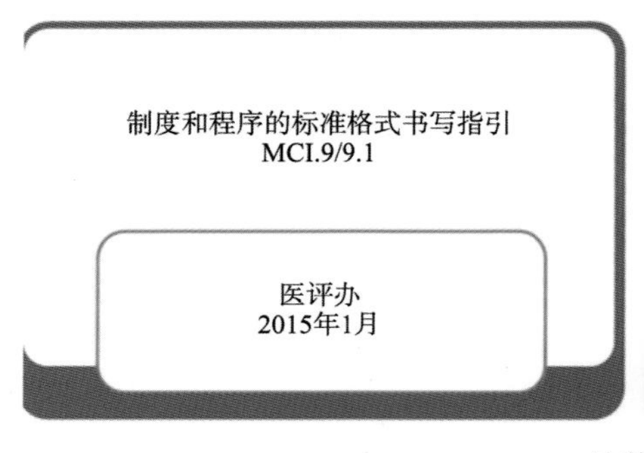

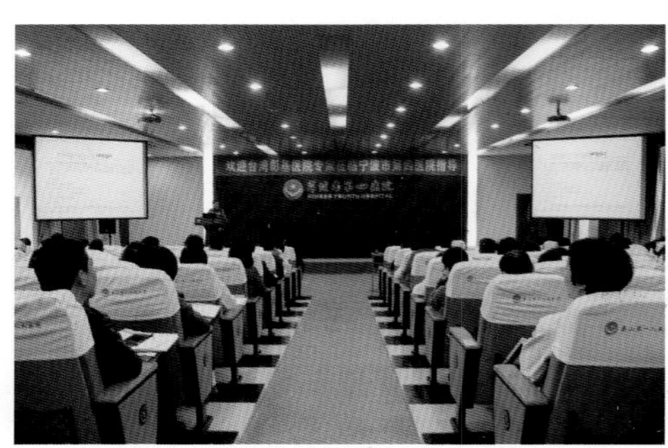

培养现场

要略6:及早部署文件追踪的信息化

文件追踪尽可能以信息化方式进行发布、布置,以便于员工及时获取所需要的文件。

要略7:熟知MOI.9文件所包含的计划、制度和程序有哪些,并根据需要准备

1. 熟知MOI.9文件所包含的计划:参见《JCI医院调查程序指南》(第5版)中所需的医院项目。JCI要求所需的计划内容通常比制度或流程更为全面,其持续时间更长或更具有战略性。一般而言,医院还会针对具体的项目设定不同的优先级别。例如,质量促进与患者安全(文化)计划强调医院对患者医疗服务质量和安全的承诺,会确定长短期优先级别,并以各种方法来实现这些优先事项。准备的必要计划如下。

序　号	所需计划	准备计划
1	实验室质量与安全计划(AOP.5.3)	实验室质量和安全计划
2	放射质量与安全防护计划(AOP.6.3)	放射质量和安全计划
3	药品管理和使用项目(MMU)	医院用药制度管理
4	质量促进与患者安全计划(QPS, PCI, GLD, FMS)	质量促进与患者安全(文化)管理计划
5	患者安全(文化)管理计划(GLD.13)	
6	风险管理计划(QPS.11)	前瞻性风险管理计划

续表

序 号	所需计划	准备计划
7	感染预防与管控计划（PCI.5）	医院感染控制管理规程
8	人员招募、留任、进修发展与持续性教育计划（GLD.3.3, SQE）	员工招聘、留任、发展与继续教育计划
9	设施安全计划（FMS.4）	安全与保卫管理计划
10	为患者、家属、员工和访客提供安全可靠环境的计划（FMS.4.1）	
11	有害材料和废弃物计划（FMS.5 & 5.1）	有害物质与废弃物管理计划
12	应急管理计划（FMS.6）	医院紧急应变管理计划
13	火灾和烟雾安全计划（FMS.7.1）	消防安全管理计划
14	检查、测试和维护医疗技术的计划（FMS.8）	医疗科技管理计划
15	医院公用设施管理计划（FMS.9）	公用系统管理计划
16	员工健康与安全计划（SQE.8.2）	员工健康与安全计划

2. 熟知MOI.9文件所包含的制度和程序：见《JCI医院调查程序指南》（第5版），所需的书面政策共有137条（尤其要重视在评审第1天需要提供给评审委员的英文政策有31条）。而且这些书面政策必须保证与现场作业一致，写到做到。

（1）范例如下。

国际患者安全目标（IPSG）		
标 准	标准文本	英文否?
IPSG.1	医院应制定并实施相应的程序，以提高患者识别的准确性	是
IPSG.2	医院应制定并实施相应的程序，以改善看护人员之间口头和（或）电话沟通的效率	是
IPSG.2.1	医院应制定并实施相应的程序，以报告诊断检查的关键结果	是
IPSG.2.2	医院应制定并实施相应的程序，以促进交接沟通	是
IPSG.3	医院应制定和实施相应的流程，以改善高警讯药物的安全性	是
IPSG.3.1	医院应制定和实施相应的程序，以管理高浓度电解质液的安全使用	是

续表

国际患者安全目标(IPSG)		
标　准	标准文本	英文否?
IPSG.4	医院应制定和实施相应的程序,以确保手术部位、流程和患者均正确无误	是
IPSG.4.1	医院应为手术室中的术前暂停制定和实施相应的程序,以确保手术部位、操作和患者均正确无误	是
IPSG.5	医院应采取和实施循证手部卫生指南,以降低医疗相关感染的风险	是
IPSG.6	医院应制定和实施相应的程序,以降低患者因跌倒而受伤的风险	是

（2）依据标准提供所需的书面政策准备清单,如下表。

国际患者安全目标(IPSG)				
标　准	标准文本	版本语言	P&P名称	相关表格或附件
IPSG.1	医院应制定并实施相应的程序,以提高患者识别的准确性	英文版	患者身份识别制度	患者一般项目变更申请表
IPSG.2	医院应制定并实施相应的程序,以改善看护人员之间口头和(或)电话沟通的效率	英文版	医嘱管理制度	1. 处方和药品医嘱管理规定 2. 可使用给药途径缩写表 3. 可使用医嘱频率缩写表
IPSG.2.1	医院应制定并实施相应的程序,以报告诊断检查的关键结果	英文版	危急值报告制度	
IPSG.2.2	医院应制定并实施相应的程序,以促进交接沟通	英文版	交班制度	1. 医生交班记录(科室) 2. 医生交班记录(诊疗组) 3. 急诊病历小结 4. 护理交班作业标准 5. 连续性医疗制度 6. 患者转运运送等级单(儿科版) 7. 患者转运运送等级单(成人版) 8. 特殊检查/侵入性检查患者交接单

要略8：准确识别标准中所需要制订的计划、制度和程序，并做相应准备

1. 需准备的制度：在标准后面标有“Ⓟ”图标，并且在标准中未陈述流程或项目内容，如下ACC.1标准需要医院制定入院患者筛查制度。

> **入院筛查**
>
> 标准　ACC.1
>
> 筛查可能需要住院或需要门诊服务的患者，确定他们的医疗需求是否与医院的使命和资源相符。Ⓟ

2. 需准备的程序：在标准后面标有“Ⓟ”图标，并且在标准中有陈述流程内容，如下ACC.2标准要求医院建立标准化入院和门诊患者挂号后就诊的标准化作业程序。

> **入院**
>
> 标准　ACC.2
>
> 医院应具备接收住院患者和门诊患者挂号的流程。Ⓟ

3. 需准备的计划：在标准后面标有“Ⓟ”图标，并且在标准中有陈述项目内容，如下QPS.1标准要求医院建立质量促进和患者安全计划，并且这些计划的实施必须由有资质的人员负责指导和协调。

> 标准　QPS.1
>
> 具有资质的个人负责指导医院质量促进和患者安全项目的实施，并管理在医院内为持续有效地执行质量促进和患者安全项目所需的活动。Ⓟ

要略9：将JCI评审标准与国家三级医院评审标准相结合，就高不就低

深入学习、研究JCI评审标准和国家三级医院评审标准，深刻理解JCI评审标准的内涵；找出医院现行运作与JCI评审标准和国家三级医院评审标准之间的差距；根据JCI评审标准、国家三级医院评审标准，以及国家和地方的法律、法规，立足于医院实际，编制制度/流程。

1. JCI评审标准高于国家三级医院评审标准：如在国家三级医院评审标准的第4.10.2.1条中，未要求呼吸道隔离及每小时大于12次换气的HEPA过滤系统或负压病房；但JCI评审标准PCI.8要求医院提供屏障预防和隔离措施，明确呼吸道隔离场所需有每小时大于12次换气的HEPA过滤系统或负压病房。因此，必须在医院制度/流程的制定中体现JCI评审标准PCI.8的要求。

（1）国家三级综合医院评审标准如下。

4.10.2.1 根据相关法规要求设置感染性疾病科，其建筑规范、医疗设备和设施、人员应符合国家有关规定。	【C】 1. 根据相关法规要求设置感染性疾病科，其建筑规范、医疗设备和设施基本符合规范，人员完全符合规范。 （1）感染性疾病科门诊设置：独立挂号收费、呼吸道（发热）和肠道疾病患者各自的候诊区和诊室、隔离观察室、检验室、放射检查室、药房（药柜）、专用卫生间、处置室和抢救室等，配备必要的医疗、防护设备和设施。 （2）感染性疾病科的设置要相对独立，内部结构做到布局合理、分区清楚。 （3）有感染性疾病患者就诊流程规定并公布。 （4）有完善的感染性疾病科各项规章制度与流程、岗位职责，并执行。

（2）JCI评审标准如下。

> 标准 PCI.8
>
> 医院提供屏障预防措施和隔离措施，以保护患者、探视者和医务人员不受传染病的侵害，并保护免疫功能受到抑制的患者不受其易患的特殊传染病的侵害。Ⓟ
>
> PCI.8的可衡量要素
>
> 1. 对于已知患有传染病或疑似患有传染病的患者，应根据推荐指南进行隔离（参见ACC.6）。
> 2. 传染病患者应该与因免疫抑制或其他原因而导致面临更大患病风险的患者和医务人员隔离。
> 3. 对负压病房应进行常规监控，并可随时供需要隔离空气感染的易感染患者使用；如果无法立即提供负压病房，则可以使用通过HEPA过滤系统每小时至少进行12次换气的病房。
> 4. 在患者住院期间以及出院后，传染病病房的清洁应遵循感染控制指南。

2. JCI评审标准与国内三级医院评审标准、国内法规相结合：例如在制定医院内传染病管理制度时，先查阅国内对传染病管理的最新法规，学习理解法规对该制度的要求，同时结合JCI评审标准和国家三级医院评审标准条款要求制定该制度，并在参考文献中注明所遵循的法律法规和标准条款名称，示例如下。

<table>
<tr><td rowspan="4">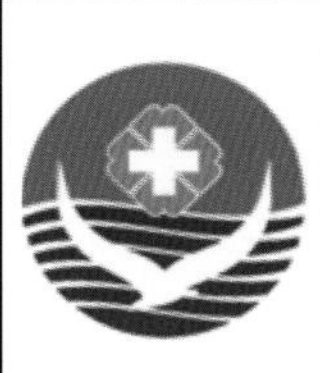</td><td>类　　别</td><td colspan="3">全院制度-××××</td><td>编　　号</td><td>×-×-××</td></tr>
<tr><td>名　　称</td><td colspan="3">院内传染病管理制度</td><td>生效日期</td><td>20××-××-××</td></tr>
<tr><td>制定单位</td><td>院感科</td><td>责任人</td><td>×××</td><td>修订日期</td><td>20××-××-××</td></tr>
<tr><td>定期更新</td><td>每年</td><td>总页码</td><td>×</td><td>版　　本</td><td>第×版</td></tr>
</table>

五、参考文献

1. 法律法规：

1.1 依据《中华人民共和国传染病防治法》中华人民共和国主席令第17号(2013年6月29日,第十二届全国人民代表大会常务委员会第三次会议修正施行)。

> 结合国内的法律法规

2. 评审条文：

2.1 依据《JCI医院评审标准》(第5版),COP.3、PCI.8。

2.2 依据《三级综合医院评审标准实施细则》(2011版),第四章“医疗质量安全管理持续质量改进”(十、感染性疾病管理与持续改进)中第4.10.2,4.10.2.3和4.10.3条。

> JCI评审标准与国家三级医院评审标准相结合

3. 其他参考文献：依据《医院隔离技术规范》(WS/T311-2009,2009年4月1日发布,2009年12月1日实施)。

六、政　策

1. 依据《中华人民共和国传染病防治法》,把传染病分为甲、乙、丙三类进行管理。医院除感染科隔离病房外,普通病房原则上不收治传染病患者。

要略10:逐一比对JCI评审标准中的可衡量要素撰写文件

IPSG.1政策书写:ISPG.1要求医院制定并实施相应的流程,以提高患者识别的准确性。这需要医院制定一个有关患者身份识别的政策,在制定这个政策前必须了解IPSG.1的含义,并且要比对IPSG.1的3个可衡量要素逐一进行书写,示例如下。

标准　IPSG.1

医院应制定并实施相应的流程,以提高患者识别的准确性。Ⓟ

IPSG.1的可衡量要素

1. 患者通过两种标识进行识别,但不包括使用患者的病房号或地点。
2. 在提供治疗和操作前识别患者。
3. 在任何诊断治疗前识别患者。(参见AOP.5.7,可衡量要素2)

> 1. 每条可衡量要素都必须写到

示例：

<table>
<tr><td rowspan="4">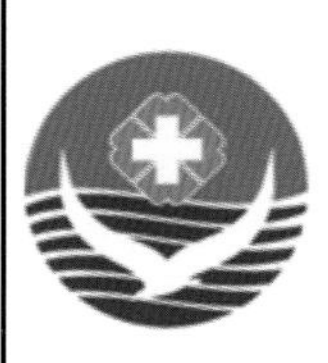</td><td>类　　别</td><td colspan="3">全院制度-患者安全</td><td>编　　号</td><td>A-1-01</td></tr>
<tr><td>名　　称</td><td colspan="3">患者身份识别制度</td><td>生效日期</td><td>20××-××-××</td></tr>
<tr><td>制定单位</td><td>护理部</td><td>责任人</td><td>×××</td><td>修订日期</td><td>20××-××-××</td></tr>
<tr><td>定期更新</td><td>每年</td><td>总页码</td><td>2</td><td>版　　本</td><td>第×版</td></tr>
</table>

一、目　的

……

二、范　围

……

三、定　义

1. 在给患者实施处置或治疗时必须进行身份识别，包括以下几个方面。

1.1 医疗处置：包括给药、输血、发放特殊饮食治疗、放射治疗、镇静操作及手术等。

1.2 程序：包括放置静脉通道、血液透析等。

1.3 诊断程序：包括采血、采集标本、心导管操作及放射诊断等。

1.4 转运前。

1.5 患者身份识别码：与患者身份确认有关的基本信息，由患者及其家属提供(姓名、性别、出生日期、联系地址、联系电话及身份证号码等)，以及在我院接受服务时由医院信息系统自动生成且为患者独有的系列号码。

四、权　责

……

五、参考文献

……

六、政　策

……

> 2. 针对IPSG.1可衡量要素1，医院必须指定标准化的识别方式，如门诊和住院患者如何识别，特殊患者如何识别等。

1.3 对在我院就诊的门诊和住院患者，统一使用患者姓名和出生日期两种身份识别码。

1.4 新生儿身份识别码为“母亲姓名＋婴＋性别＋出生日期”；双生婴儿分别以“母亲姓名＋婴＋性别＋英文字母A或B＋出生日期”标识区分；如有多胎出生，英文字母依次类推。在新生儿姓名确定后，对所有新生儿身份相关信息进行更新。

> 3. 针对IPSG.1可衡量要素2和3，医院需要明确在什么情况下进行患者身份识别

1.5 针对急诊抢救室各种身份不明患者(如昏迷患者等)，急诊护士以性别、就诊日期、24小时制时间时分为患者临时命名，如某位身份不明男性患者于2015年5月6日早上5:31就诊(男05060531)，则建立就诊信息和腕带“男05060531＋病历号”作为患者的识别码。待患者身份确认后，由值班护士进行更新，填写患者一般项目变更申请表。

……

要略11：在制度中需要明确标准工作流程

1. 错误范例：乙醇浓度告知不清，未解释拖把如何标记。

院内感染制度：

……

12. 保持紫外线灯管清洁，有累计使用时间，每周用乙醇擦拭1次。
13. 治疗室、配餐间、办公室、病室及厕所等应分别设置专用拖把、抹布。拖把标记明确，分开清洗，悬挂晾干，使用后消毒，不得交叉使用。

2. 正确范例：示例如下。

院内感染制度：

……

2.12 在传染病流行期间（如流行性感冒），每天用有效氯500mg/L消毒液拖地及擦拭物体表面1次以上。

2.13 窗帘每半年送洗1次，床帘每3个月送洗1次，污染时随时清洗。ICU、分娩室的床帘每月清洗1次。遇有多重耐药菌感染或其他特殊感染患者，终末消毒时应常规清洗床帘。

第三节 JCI评审前电子申请表填写

一、JCI电子申请工具（E-App）概述

查看《JCI医院评审标准》（第5版），了解与JCI评审相关的要求和期望。医院通过E-App注册，完成并提交调查申请至JCI芝加哥总部评审中心办公室。

二、JCI电子申请工具填报要求

JCI要求申请评审的医院在调查日期前6个月提交医院调查申请表，并要求申请评审的医院预留至少3个月的时间（例如，2016年的10－12月），以便在此期间安排调查。这样，JCI可以灵活地为申请评审的医院指派最合适的评审团队。JCI将根据医院提交的信息，制定一份评审合同，详细说明调查费用、评审委员人数、调查天数和其他细节。

三、JCI电子申请工具填报前的准备

1. 掌握《JCI医院调查程序指南》(第5版)“如何申请JCI评审调查”。

如何申请JCI评审调查

欲通过JCI评审的医院可通过访问网络(JCI网站上的电子评审申请表)获取调查申请表。

若以新申请者的身份开始评审程序,请访问http://www.jointcommissioninternational.org/Programs-Hospitals并单击“注册或申请”链接(请注意:在JCI于2014年初发布新的网址后,该地址被更改为http://www.jointcommissioninternational.org/registration),提交所需信息。JCI一旦收到并批准您的初始注册表,贵医院将收到JCI直连、JCI客户门户和电子申请之家的登录名和登录密码。

若以重新评审开始评审程序,请访问http://www.jointcommissioninternational.org/Programs-Hospitals并单击“JCI直连”链接。在完成电子申请过程中,JCI将提供详细指示,如有需要,还可提供在线访问以及个性化协助。JCI要求申请评审的医院在调查日期前至少6个月提交医院调查申请表,并要求申请评审的医院预留至少3个月的时间(例如,2016年的10－12月),以便在此期间安排调查。这样,JCI可以灵活地为申请评审的医院指派最合适的评审团队。JCI将根据医院提交的信息,制定一份评审合同,详细说明调查费用、评审员人数、调查天数和其他细节。

调查申请表自提交之日起6个月内有效,这意味着医院可以提交其申请,并有足够的时间在现场调查前完成调查的准备工作。如果医院自信可以在现场调查期间证明其4个月的追踪记录符合各标准,那么医院就可以申请调查日期了[详情请参阅《JCI医院调查程序指南》(第5版)有关评审准备的内容]。

在其电子申请中,医院必须指明其希望接受调查的时间是哪3个月。JCI将竭尽全力在医院所申请的时间内展开调查。医院提交申请的时间越早,则其特定的申请越有可能得到满足。

在收到调查申请后,JCI代表将联系该医院。JCI代表将回答医院对调查准备的疑问,并在评审程序的各个阶段为个人提供指导。

JCI将根据调查申请中提供的信息来安排现场调查。根据该信息,JCI可以确定调查所需的天数、评审团队的组成人员和需要审查的服务。

医院将在调查前的3～6个月收到评审调查合同协议。在收到签署后的合同协议,并预付至少50%的调查费用后,既定调查才得以确认。同时,在调查前,医院还会收到有关评审委员姓名的通知。评审团队领导将在调查前4～8周联系医院调查的负责人员,以最终确定日程,协调关键调查活动中特定人员的时间,并提供有关评审委员行程安排和后勤工作的信息。

2. 在JCI电子申请工具填报前1～2个月做好前期准备。

3. 在医院内选定英文水平较高又熟悉医院流程的医务人员4名,负责申请表翻译工作和现场访查时的英文记录工作。

4. 全院各部门仔细核对各填报项目,并认真落实。

5. 在提交E-App前,所有汇整资料必须经全院中层和协调员再次统一确认。

四、E-App填报内容准备要略

1. 熟悉填报项目，根据项目内容逐个翻译成中文。

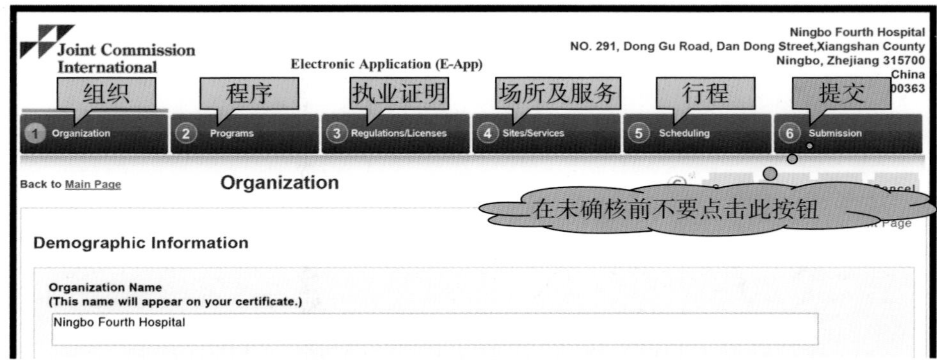

注：在前5项未确定前，不要点击第6个按钮提交。

2. 根据需申报的前5项内容汇整成Excel表格，并布置给相应部门落实。

JCI评审申报表

项　目	页　码	项目内容	填报内容	责任单位
1组织	1	机构名称（这个名称可能出现在证书上）	信息已有不变	
		国家	信息已有不变	
		地址1（机构的街道地址）	信息已有不变	
		地址2（邮件地址，几幢，几层等）	信息已有不变	
		城市（州，省，地区，镇）	宁波市，象山县，丹东街道	
		邮政编码	信息已有不变	
		主要电话号码（国家代码，城市区号，号码，分机）	86-057465736702	
		网址	www.xsrmyy.cn	
	2	人物信息	×××	
		主要人的名字		
		从列表中选择适用的所有权类型	选公立医院（选项2）	

续表

项 目	页 码	项目内容	填报内容	责任单位
1组织	2	国家	同页码1内容	
		地址1(机构的街道地址)	同页码1内容	
		地址2(邮件地址,几幢,几层等)	同页码1内容	
		城市(州,省,地区,镇)	同页码1内容	
		邮政编码	同页码1内容	
		主要电话号码(国家代码,城市区号,号码,分机)	86-057465736618	
		传真号码(国家代码,城市区号,号码,分机)	86-057465736600	
		主要人邮件地址(邮件地址是否与街道地址一致)	zuowei1964@126.com	

3. "① Organization"填报关注点如下。

(1) 主要信息联系人:医院要确定1名与总部联系的信息联系人(建议由英文水平较高的临床医生担任),联络邮箱建议用qq邮箱。

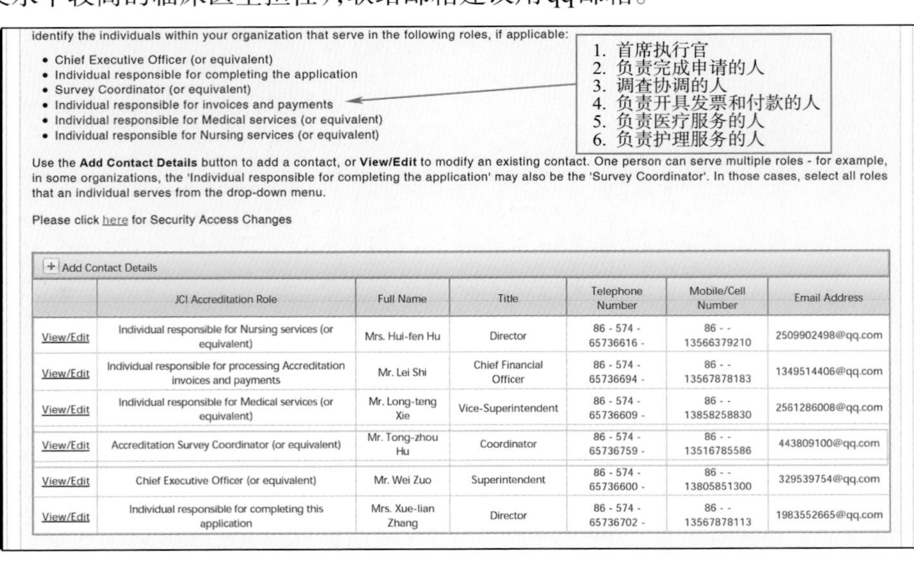
identify the individuals within your organization that serve in the following roles, if applicable:

- Chief Executive Officer (or equivalent)
- Individual responsible for completing the application
- Survey Coordinator (or equivalent)
- Individual responsible for invoices and payments
- Individual responsible for Medical services (or equivalent)
- Individual responsible for Nursing services (or equivalent)

1. 首席执行官
2. 负责完成申请的人
3. 调查协调的人
4. 负责开具发票和付款的人
5. 负责医疗服务的人
6. 负责护理服务的人

Use the **Add Contact Details** button to add a contact, or **View/Edit** to modify an existing contact. One person can serve multiple roles - for example, in some organizations, the 'Individual responsible for completing the application' may also be the 'Survey Coordinator'. In those cases, select all roles that an individual serves from the drop-down menu.

Please click here for Security Access Changes

+ Add Contact Details

	JCI Accreditation Role	Full Name	Title	Telephone Number	Mobile/Cell Number	Email Address
View/Edit	Individual responsible for Nursing services (or equivalent)	Mrs. Hui-fen Hu	Director	86 - 574 - 65736616 -	86 - - 13566379210	2509902498@qq.com
View/Edit	Individual responsible for processing Accreditation invoices and payments	Mr. Lei Shi	Chief Financial Officer	86 - 574 - 65736694 -	86 - - 13567878183	1349514406@qq.com
View/Edit	Individual responsible for Medical services (or equivalent)	Mr. Long-teng Xie	Vice-Superintendent	86 - 574 - 65736609 -	86 - - 13858258830	2561286008@qq.com
View/Edit	Accreditation Survey Coordinator (or equivalent)	Mr. Tong-zhou Hu	Coordinator	86 - 574 - 65736759 -	86 - - 13516785586	443809100@qq.com
View/Edit	Chief Executive Officer (or equivalent)	Mr. Wei Zuo	Superintendent	86 - 574 - 65736600 -	86 - - 13805851300	329539754@qq.com
View/Edit	Individual responsible for completing this application	Mrs. Xue-lian Zhang	Director	86 - 574 - 65736702 -	86 - - 13567878113	1983552665@qq.com

(2) 医院组织机构图:上传的组织机构图必须与JCI调查第1天院长简报里的一致;先理清各层级关系,且科室清单与医院的现场标牌必须要保持一致,科室标牌管理要提早进行规范,并且最好以英文版形式上传。

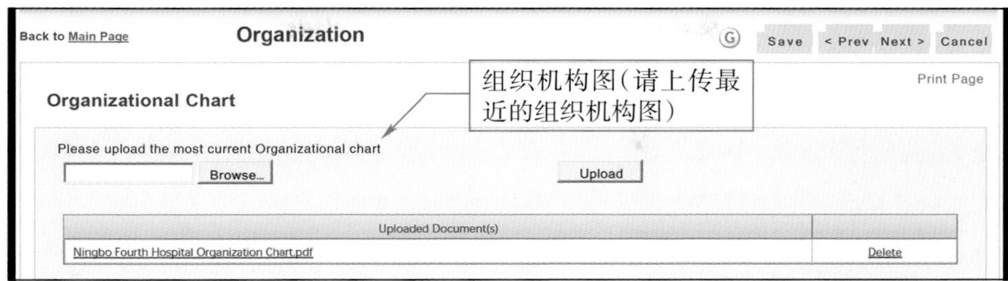

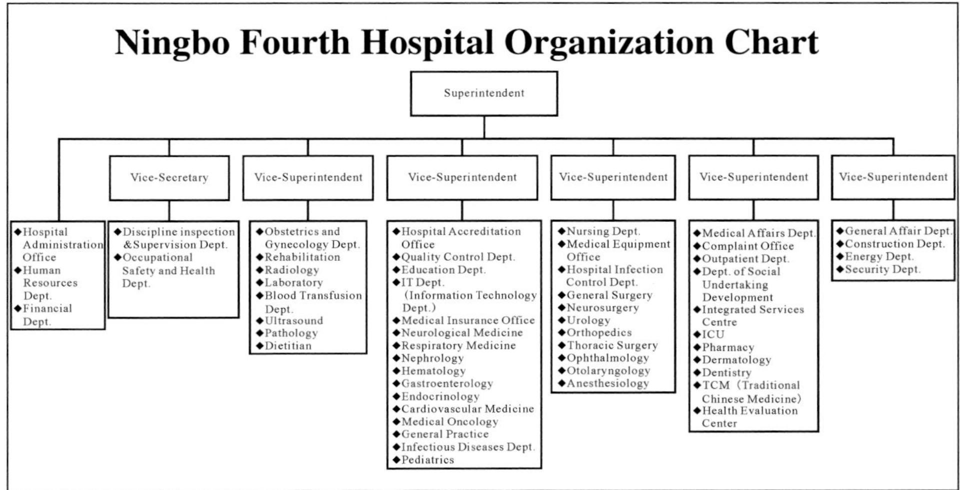

4. “② Programs”填报关注点如下。

(1) 医院教学项目:建立实习生档案,人员数与SQE要一致。

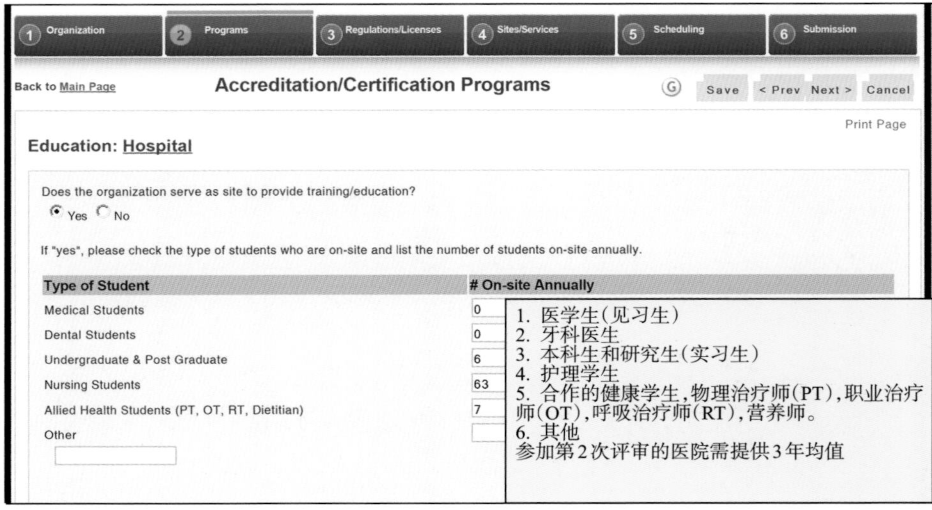
1 Organization
2 Programs
3 Regulations/Licenses
4 Sites/Services
5 Scheduling
6 Submission
Back to Main Page
Accreditation/Certification Programs
Save
< Prev
Next >
Cancel
Print Page
Education: Hospital
Does the organization serve as site to provide training/education?
Yes No
If "yes", please check the type of students who are on-site and list the number of students on-site annually.
Type of Student
On-site Annually
Medical Students 0
Dental Students 0
Undergraduate & Post Graduate 6
Nursing Students 63
Allied Health Students (PT, OT, RT, Dietitian) 7
Other
1. 医学生(见习生)
2. 牙科医生
3. 本科生和研究生(实习生)
4. 护理学生
5. 合作的健康学生,物理治疗师(PT),职业治疗师(OT),呼吸治疗师(RT),营养师。
6. 其他
参加第2次评审的医院需提供3年均值

（2）JCI指标库指标填报：提前与临床科室协同选定监测指标，计划5项指标以上，填报时确定5个指标。要慎重对待。

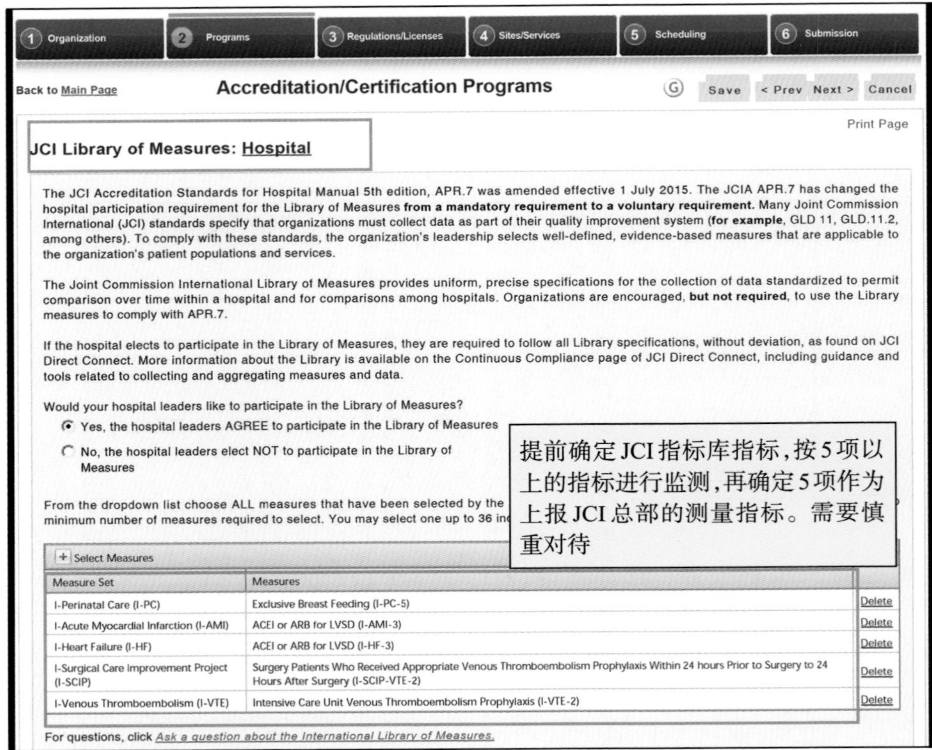

5. “③ Regulations/Licenses”填报关注点：医院执照将到期的在填报前及时更新，证照服务项目要与第4项服务项目的填报内容保持一致。

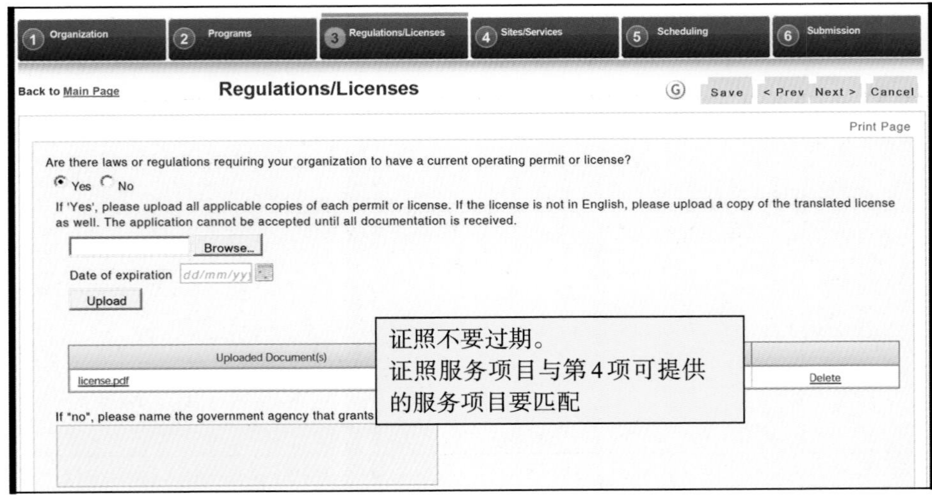

1 Organization
2 Programs
3 Regulations/Licenses
4 Sites/Services
5 Scheduling
6 Submission
Back to Main Page
Regulations/Licenses
Save
< Prev
Next >
Cancel
Print Page
Are there laws or regulations requiring your organization to have a current operating permit or license?
Yes
No
If 'Yes', please upload all applicable copies of each permit or license. If the license is not in English, please upload a copy of the translated license as well. The application cannot be accepted until all documentation is received.
Browse...
Date of expiration
dd/mm/yy
Upload
Uploaded Document(s)
license.pdf
Delete
If "no", please name the government agency that grants
证照不要过期。
证照服务项目与第4项可提供的服务项目要匹配

6. “④ Sites/Services”填报关注点如下。

（1）每栋楼宇填报。① 每栋楼分开填写。② 准备工作：a. 医院各楼层分布，确定主楼；b. 各楼宇建筑年限；c. 各楼宇床位数（各科室）、每年住院量、门（急）诊量、手术量及留观量统计；d. 各楼宇各调配应急床位数；e. 各楼的前五大诊断、手术统计；f. 确定外包服务清单；g. 未来6～12个月改变或变更使用的医院建筑、新建或扩建医疗服务的类型和数量，幅度大于25%的需填报变更说明。

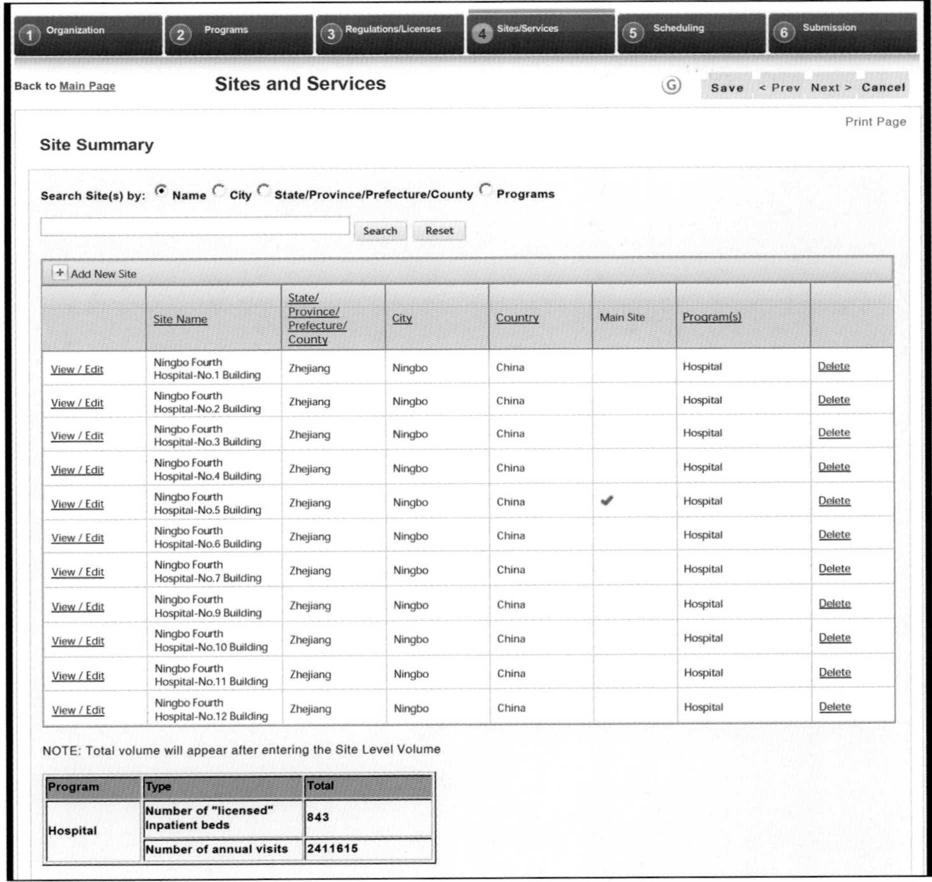

1 Organization　2 Programs　3 Regulations/Licenses　4 Sites/Services　5 Scheduling　6 Submission

Back to Main Page　**Sites and Services**　Save　< Prev　Next >　Cancel

Print Page

Site Summary

Search Site(s) by: Name　City　State/Province/Prefecture/County　Programs

Search　Reset

+ Add New Site

	Site Name	State/ Province/ Prefecture/ County	City	Country	Main Site	Program(s)	
View / Edit	Ningbo Fourth Hospital-No.1 Building	Zhejiang	Ningbo	China		Hospital	Delete
View / Edit	Ningbo Fourth Hospital-No.2 Building	Zhejiang	Ningbo	China		Hospital	Delete
View / Edit	Ningbo Fourth Hospital-No.3 Building	Zhejiang	Ningbo	China		Hospital	Delete
View / Edit	Ningbo Fourth Hospital-No.4 Building	Zhejiang	Ningbo	China		Hospital	Delete
View / Edit	Ningbo Fourth Hospital-No.5 Building	Zhejiang	Ningbo	China	✔	Hospital	Delete
View / Edit	Ningbo Fourth Hospital-No.6 Building	Zhejiang	Ningbo	China		Hospital	Delete
View / Edit	Ningbo Fourth Hospital-No.7 Building	Zhejiang	Ningbo	China		Hospital	Delete
View / Edit	Ningbo Fourth Hospital-No.9 Building	Zhejiang	Ningbo	China		Hospital	Delete
View / Edit	Ningbo Fourth Hospital-No.10 Building	Zhejiang	Ningbo	China		Hospital	Delete
View / Edit	Ningbo Fourth Hospital-No.11 Building	Zhejiang	Ningbo	China		Hospital	Delete
View / Edit	Ningbo Fourth Hospital-No.12 Building	Zhejiang	Ningbo	China		Hospital	Delete

NOTE: Total volume will appear after entering the Site Level Volume

Program	Type	Total
Hospital	Number of "licensed" Inpatient beds	843
	Number of annual visits	2411615

（2）医院的建筑物：预先统计和测量，要在院长简报中呈现。

楼宇号	名　称	主楼/副楼	与主楼的距离（千米）	走到主楼需要的时间（分钟）	建筑年龄	建筑面积（平方米）
1	门诊楼	副楼				
2	××楼	副楼				

续表

楼宇号	名　称	主楼/副楼	与主楼的距离（千米）	走到主楼需要的时间（分钟）	建筑年龄	建筑面积（平方米）
3	××楼	副楼				
4	××楼	副楼				
5	住院楼	主楼	0	0	14	
6		副楼				
7		副楼				
9		副楼				
10		副楼				
建筑总面积						

（3）服务范围和床位分布：需与各专科主任和护士长充分讨论确定，要在院长简报中呈现。

病房名称	床位数
神经内科	
呼吸内科	
肾内科	
血液科	
……	

（4）手术室外麻醉与镇静区域：需与各部门讨论，与镇静制度要一致，要在院长简报中呈现。

建筑物	楼　层	科　室	治疗名称
（×号楼）急诊楼	1	急诊科	侵入性操作镇静
（×号楼）急诊楼	2	重症医学科	侵入性操作镇静
（×号楼）急诊楼	3	门诊手术室	各种门诊小手术
（×号楼）医技楼	2	内镜中心	胃肠镜检查治疗
（×号楼）医技楼	1	放射科	侵入性操作镇静
（×号楼）住院楼	4	儿科	检查镇静

（5）外包服务清单：理清外包服务合同，全院各科室确认清单。填报时，各楼宇可全部填报，要在院长简报中呈现。

序 号	提供服务类型	管理部门	合约机构名称	备 注
1	保洁、运送	总务科	象山××管理有限公司	院内执行
2	保安	保卫科	宁波××有限公司	院内执行
3	食堂	总务科	象山××公司	院内执行
4	洗涤及被服租赁	总务科	宁波××有限公司	院外执行
5	……			

（6）前五大诊断和前五大手术（操作）填写：编码与ICD10（前五大诊断）/ICD9-CM-3［前五大手术（操作）］一致，统计至4位代码亚目，使用一年的统计数据，合计全院前五大诊断和前五大手术，并要与院长简报一致，诊断/操作名称直接获取术中的英文名。

7．“⑤ Scheduling”填报关注点如下。

（1）将住宿安排在可提供国际服务的酒店。

（2）酒店与医院距离以1小时行程较为合适。

（3）提供3家酒店供JCI总部选择。

（4）提前考察3家酒店的服务能力。

第四节 文件资料准备要略

一、文件审查的目的

文件审查的目的是检查哪些必要书面文件符合JCI标准的情况（如应急预案或说明患者权利的文件）。此外，可以让评审委员们了解医院的组织机构和管理结构。

二、JCI要求医院提供的所需的文件和材料

1. 全院性优先级改善措施清单。

2. 科室/服务部门的改善措施列表。

3. 按照JCI指标库挑选的品质专案[参照《JCI医院调查程序指南》(第5版)]。

4. 所有衡量信息都应包括过去4个月(初始调查)和(或)3年一期调查的12个月的数据。

5. 临床实践指南清单。

6. 必要的组织计划[参照《JCI医院调查程序指南》(第5版)]。

7. 必要的政策和流程、书面文件或法规细则[参照《JCI医院调查程序指南》(第5版)]。

8. 重要的委员会过去一年的会议记录,例如质量改进、感染预防及控制、安全、领导/管理团队会议和用药系统。

9. 当前正在医院内接受治疗的患者的准确名单。

10. 当日手术和侵入性检查的排程表(包括手术室手术、日间手术室、心导管室、内镜检查/结肠镜检查和体外授精等)。

11. 针对警讯事件或近似错误的根因分析的行动计划范例。

12. 针对失效模式与效应分析(FMEA)行动计划的范例。

13. 指标库中已接受过验证的某指标的示例。

14. 当前医院区域的地图。

15. 所有医疗记录表格的样本。

16. 医院挑选且已执行的临床指引、临床路径或临床标准的列表至少需要有5项。

17. 上次调查后战略改进计划的副本(如果适用)。

三、医院如何准备文件和材料

1. 院级和部门级指标清单:领导层协同科室先选定院级指标(包括国际患者安全目标、JCI指标库指标、临床路径、临床指南和管理指标),必须提早准备并落实到各部门进行监测。

2. 必要的医院文件(计划、政策和程序):按本章第二节“医院制度和程序准备要略”进行准备。

3. 重要的委员会过去一年的会议记录：先理清医院各委员会，并正常开展活动，会议记录统一格式。

4. 当日住院患者清单和当日手术与有创操作清单：当日早上提供给评审委员，清单内容必须包括诊断结果、年龄、科室/服务、医生以及入院日期。

5. 针对警讯事件或近似错误的根因分析的行动计划及FMEA行动计划的事例准备：本年度的准备是重点，再次评审需准备3年资料。

6. 当前医院区域的地图准备：①与申请表的楼宇命名一致；②每层楼按楼层画地图；③需标示消防设施，如下。

图　例	名　称	数　量				总　数
		一　层	二　层	三　层	屋　顶	
	消防栓	……	……	……	……	……
	干粉灭火器	……				
	手推灭火器					
	二氧化碳灭火器					
S	烟感					
W	温感					
	防火门					
	手动按钮					
	消火栓按钮					

7. 所有医疗记录表格的样本：根据标准梳理现有缺失的病历表单，尽早拟定标准书写格式。

8. 建立文件审查目录：①为每个章节准备一个文件夹（内增加分页标识）；②为每个委员会会议纪要准备一个文件夹（内增加分页标识）；③为每个委员准备一份必要的英文政策；④各章节组组长及陪评组组长必须熟悉文件审查内容；⑤陪评组组长和记录员跟随自己组的评审委员，相应的章节组组长等候询问，根据重点询问的问题重点关注。

第五节　追踪小组的组建和日常督查活动的运作

一、追踪小组组建要略

评审前的追踪小组与现场调查时的陪评组安排要一致。

组　别	医疗组（Physician）	护理组（Nurse）	管理组（Administrator）	临床组（Clinician）
	Team 1	Team 2	Team 3	Team 4
组长				
副组长				
联络员				
记录人员				
病历组代表				
麻醉科代表				
质控科代表				
营养科代表				
药剂科代表				
院感科代表				
防保科代表				
设备科代表				
后勤组代表				
康复科代表				

续表

组　别	医疗组（Physician）	护理组（Nurse）	管理组（Administrator）	临床组（Clinician）
	Team 1	Team 2	Team 3	Team 4
人力资源部代表				
信息科代表				
摄影人员				
保安人员				

二、日常督查活动日常运作要略

1. 每组组长于每周五确定下周要追踪的科室，并上报至医评办，由医评办统一制订追踪计划表，每周落实追踪计划。

示例：医院科室追踪计划表。

时　间		组　别	组　长	组　员	地　点	追踪内容	备　注
2月23日（周二）	14:00—16:30	护理组				现场追踪	联络员： 记录员： 拍照：

2. 追踪的记录于当日完成，并及时反馈至科室落实整改，科室在1周内完成整改报告。对于跨科室改正的系统的问题，院方给予协调解决，持续追踪与改善。

示例：科室追踪记录。

追踪时间：

参加人员：

序　号	存在问题	建议/整改措施	预计完成日	完成情况（1周）
1	……	……	……	……

三、追踪科室准备

追踪科室必须认真做好如下准备。

1. 科室简报。准备5～10分钟的PPT,由医院发放模板,根据部门服务计划展开汇报。

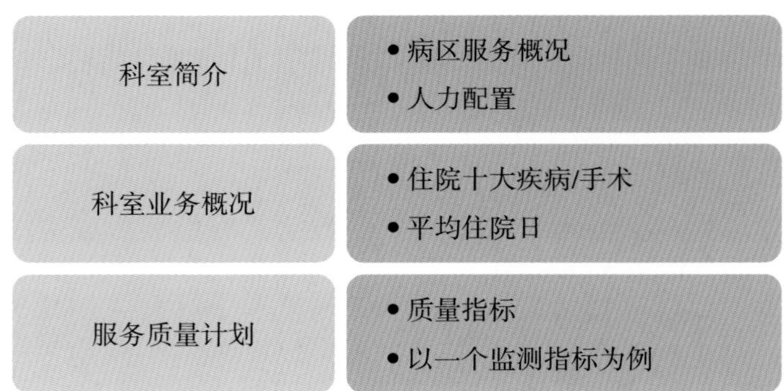

2. 在科室追踪时,根据需要准备的重点病历条件,选择1～2份即将出院患者的病历做汇报,并进行模板化培训。重点病历准备条件及汇报模板如下。

(1) 重点病历准备条件:在第一次评审时,准备4个月的病历;在第二次评审时,准备12个月的病历。

A	B
约束患者 骨科手术住院患者 有中风溶栓治疗的患者 儿科呼吸道疾病住院患者 拒绝治疗要离院的住院患者 执行内镜检查并行镇静的患者 败血症患者 创伤从急诊进入住院的成年患者 签署拒绝急救同意书的患者 从腹部进行手术的妇科患者	烫伤面积大于30%体表面积的小儿患者 有抑郁症和自杀倾向的患者 精神科有进行约束的患者 住院有进行空气隔离的患者 老年性肺炎从急诊进入且进入ICU后转一般病房后的患者 门诊康复患者 骨科术后患者 白内障手术患者 转院至其他医院的患者

C	D	E
小儿心肺复苏患者 术后不明原因死亡的患者 儿科住院患者 心脏支架置入患者 膝关节置换患者 住院输血患者 小儿约束患者 紧急剖宫产患者	胆囊切除术患者 急性阑尾炎患者 胸痛患者 急性心肌梗死患者 急性脑卒中且行溶栓治疗的患者 急性脑卒中且未行溶栓治疗的患者 从急诊入院的急性胆囊炎患者 小儿疝气患者 使用呼吸机的患者	各科室前五大病种的住院患者

（2）重点病历汇报模板如下。

第一阶段：具体病例汇报（医生/护士）	第二阶段：入院评估（护士）	第三阶段：每日评估（医生）	第四阶段：汇报总结（医生）
1. 准备好重点病历。 2. 打开电子病历投影（医护配合动作）。 3. 医护合作：此位是×××患者，姓名，出生日期，病历号××××××，我是此患者的主管医生×××，我是此患者的主管护士×××。 4. 医生介绍患者的入院原因、门诊小结（符合入住标准）。 5. 护士介绍患者的入院评估（展示护理病历相应评估内容）。	1. 身体评估（展示护理病历相应内容）。 2. 心理评估。 3. 社会经济评估。 4. 健康史评估。 5. 营养评估。 6. 疼痛评估。 7. 跌倒/坠床危险评估。 8. 生活自主能力评估。 9. 特殊人群评估。 10. 教育需求评估。 11. 拟订的护理计划。	1. 医生展示每日评估记录，包括治疗目标、诊疗计划及出院计划。 2. 共同照护记录。 3. 特殊检查记录。 4. 危急值报告处理记录。 5. 不良药物反应处理记录。 6. 手术或有创操作记录，包括术前评估（小结）、术后首次病程记录、手术记录及术后主刀医师查房记录。 7. 康复会诊、康复病历记录。 8. 营养会诊记录。 9. 末次病程记录。 10. 出院记录（准备出院）。	1. 此位患者的入院情况汇报完毕。 2. 有不当之处请JCI评审委员指正。 3. 谢谢各位老师。 4. JCI评审委员提问，回答…… 5. 科主任、护士长携全体科室医护人员感谢评审委员的指正。

3. 科室全体成员积极参与追踪活动（相关科室参访）。

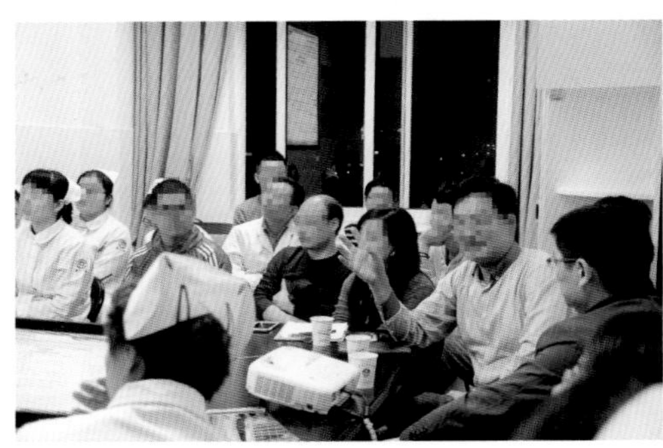

护理组追踪情形

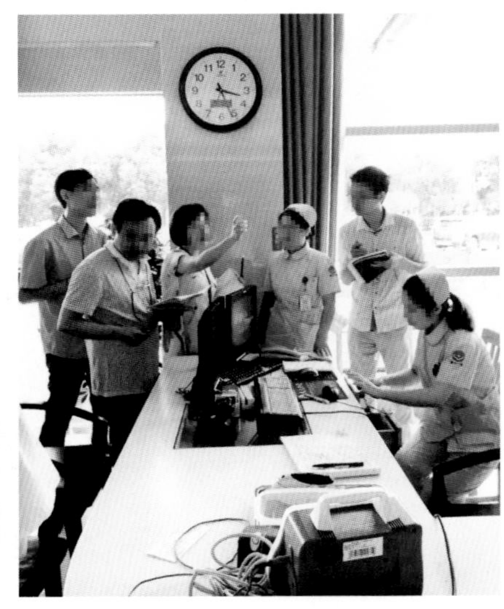

管理组追踪情形

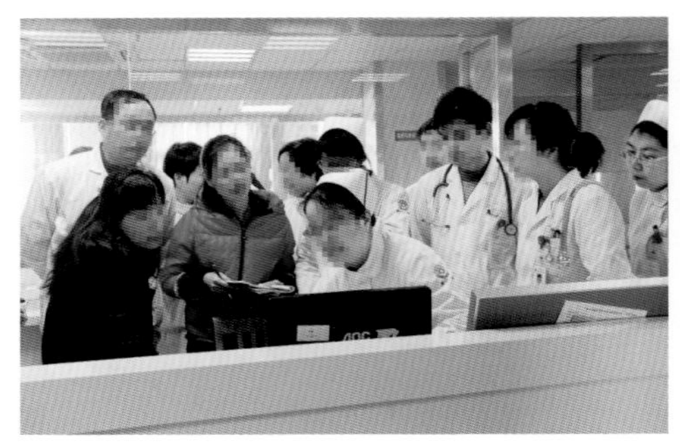

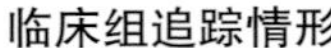
临床组追踪情形

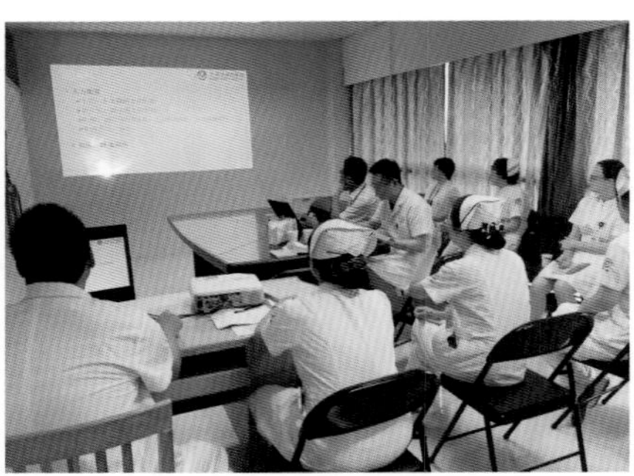

医疗组追踪情形

第六节 模拟评审演练

一、模拟评审意义

依据《JCI医院评审标准》(第5版),对医院内进行模拟评审,以侦测未落实规定政策的相关作业,并给予正面的改善建议,协助与发展持续性品质改善计划,教育及训练员工,使员工更了解JCI条文、评审程序,为品质改善计划、患者安全等方面提供建议,为日后正式评审奠定扎实的基础。

二、模拟评审时间安排

模拟评审时间安排在提交申请后1～2个月。

三、我院模拟评审行程

JCI模拟评审行程表(2015年9月21—23日)。

宁波市第四医院 医评办

宁波市第四医院模拟评审行程（2015年9月21—23日）

JCI模拟评审行程（第1天） 9月21日

<table>
<tr><th>Time
时间</th><th>Physician
医疗组</th><th>Nurse
护理组</th><th>Administrator
管理组</th><th>Clinician
临床组</th><th>MMU Surveyor
药事管理组</th><th>FMS Surveyor
后勤管理组</th><th>MRR Surveyor
病历审查组</th></tr>
<tr><td>9：00—9：10</td><td colspan="7">Opening Conference and Agenda Review*
开幕式：双方人员介绍、行程说明及确认、确认分组的陪评人员</td></tr>
<tr><td>9：10—10：00</td><td colspan="3">Orientation to the Hospital's Services and the Quality Improvement Program*
医院服务和质量改进项目介绍（见本节“注一”）</td><td colspan="4">Document Review*
文件审查（见本节“注二”）</td></tr>
<tr><td>10：00—11：30</td><td colspan="3">Document Review*
文件审查（见本节“注二”）</td><td rowspan="2">Tracer Activity
追踪访查活动</td><td rowspan="2">Tracer Activity
追踪访查活动
（药剂管理）</td><td rowspan="2">Facility Tour
设施设备访查</td><td rowspan="2">Tracer Activity
追踪访查活动</td></tr>
<tr><td>11：30—12：00</td><td colspan="3">Leadership for Quality and Patient Safety Interview*
质量与患者安全领导访谈（见本节“注三”）</td></tr>
<tr><td>12：00—14：00</td><td colspan="7">Lunch & Survey Planning
午餐及访查规划</td></tr>
<tr><td>14：00—15：00</td><td rowspan="2">Tracer Activity
追踪访查活动</td><td rowspan="2">Tracer Activity
追踪访查活动</td><td>FMS Document Review*
设施设备管理文件审查</td><td rowspan="2">Tracer Activity
追踪访查活动</td><td rowspan="2">Medication Management System Tracer （includes Medication Data Review）
药品管理系统追踪访查*
（药剂科人员务必参与）</td><td rowspan="2">Facility Tour
设施设备访查</td><td rowspan="2">Tracer Activity
追踪访查活动</td></tr>
<tr><td>15：00—17：00</td><td>Facility Management and Safety System Tracer
设施设备管理系统追踪访查</td></tr>
<tr><td>17：00—17：30</td><td colspan="7">Surveyor Internal Meeting
专家意见汇整内部会议*</td></tr>
</table>

本行程表中标注*的请协助提供会议室

JCI模拟评审行程（第2天） 9月22日

<table>
<tr><th>Time
时间</th><th>Physician
医疗组</th><th>Nurse
护理组</th><th>Administrator
管理组</th><th>Clinician
临床组</th><th>MMU Surveyor
药事管理组</th><th>FMS Surveyor
后勤管理组</th><th>MRR Surveyor
病历审查组</th></tr>
<tr><td>9：00—9：30</td><td colspan="7">Daily Briefing
晨间报告</td></tr>
<tr><td>9：30—10：30</td><td>Tracer Activity
追踪访查活动</td><td rowspan="2">Infection Prevention and Control System Tracer （includes All Related Data）
感控系统追踪*
（院感科人员务必参与）</td><td colspan="2">Quality Program Interview
质量计划访谈*（见本节“注四”）</td><td>Tracer Activity
追踪访查活动
（药剂管理）</td><td rowspan="2">Facility Tour
设施设备访查</td><td rowspan="2">Tracer Activity
追踪访查活动</td></tr>
<tr><td>10：30—12：00</td><td>Staff and Medical Professional Education Qualifications （Physicians）医师资格访谈*
（协请人力资源部、医务科等主管出席）</td><td>Tracer Activity
追踪访查活动</td><td>Ethical Framework and Culture of Safety Interview
伦理与安全文化访谈*
（见本节“注六”）</td><td>Tracer Activity
追踪访查活动
（药剂管理）</td></tr>
<tr><td>12：00—14：00</td><td colspan="7">Lunch & Survey Planning
午餐及访查规划</td></tr>
<tr><td rowspan="2">14：00—16：00</td><td colspan="2">Closed Medical Record Review*
出院病案审查
（分组进行，请提供两间会议室）</td><td>Staff Medical Education Qualifications （other health Professionals）
其他专业人员资格访谈*</td><td rowspan="2">Tracer Activity
追踪访查活动</td><td rowspan="2">Tracer Activity
追踪访查活动
（药剂管理）</td><td rowspan="2">Facility Tour
设施设备访查</td><td rowspan="2">Closed Medical Record Review*
出院病案审查历</td></tr>
<tr><td>Tracer Activity
追踪访查活动</td><td>Staff and Medical Professional Education Qualifications （nursing）
护理人员资格访谈*
（请人力资源部、护理部等主管出席）</td><td>Supply-Chain Management and Evidence-Based Purchasing Interview and Tracer
供应链管理访谈*
（见本节“注五”）</td></tr>
<tr><td>17：00—17：30</td><td colspan="7">Surveyor Internal Meeting
专家意见汇整内部会议*</td></tr>
</table>

本行程表中标注*的请协助提供会议室

JCI 模拟评审行程（第 3 天） 9 月 23 日

Time 时间	Physician 医疗组	Nurse 护理组	Administrator 管理组	Clinician 临床组	MMU Surveyor 药事管理组	FMS Surveyor 后勤管理组	MRR Surveyor 病历审查组
9：00—11：00	Undetermined Survey Activities 非预期追踪访查单位						
11：00—12：30	Lunch & Prepare 午餐与访查结果报告准备 Survey Report Preparation*准备调查报告						
12：30—13：30	Exit Report* 访查结果报告						

本行程表中标注*的请协助提供会议室

注一：医院服务和质量改进项目介绍

评审委员们会告知医院领导人员，调查期间允许的唯一演示被列入评审日程，安排在名为“医院服务和质量改进项目介绍”［参见《JCI医院调查程序指南》（第5版）］的会议上。该会议时间约为30分钟，用于向评审委员们介绍医院的情况并更新医院申请表中的数据。所涵盖的主题包括以下内容。

1. 医院历史（1～2张幻灯片）。
2. 医院的使命和愿景。
3. 组织结构（图表形式）。
4. 建筑物的个数、面积（平方米）。
5. 床位总数和科室类别（ICU及普通病房等）。
6. 员工（医生、护理人员、医技人员及行政人员）、实习生和外包人员人数。
7. 五大流程和诊断项目。
8. 住院患者的平均住院天数。
9. 门诊患者的人次。
10. 手术室内手术的类型和数量。
11. 急诊室患者的人次。
12. 手术室外进行麻醉和镇静的场所。
13. 合同服务的类型。
14. 临床指南、路径或已执行的协议。
15. 战略计划（医院计划在未来3年扩展或增加的服务和领域）。
16. 医院质量与安全管理委员会结构及其与其他委员会的关系（1～2张幻灯片）。
17. 质量和安全指标是如何选择的；指标数据收集的优先级是如何确定的；数据是如何收集、整合和分析的；如何交流数据分析结果以及如何将其应用于计划改进。

18. 医院可以选择一个自身质量改进的示例进行介绍，以此展现医院的改进方法和持续的改进成果。

注二：文件审查

1. 需要有质量监测的相关文件。这些文件包括以下几个方面。

（1）质量检测指标清单。①全院优先级改善措施清单；②部门质量改善清单；③JCI指标库挑选的指标项目；④临床指引清单。

（2）2014－2015年全院质量安全计划。

（3）院级和部门级数据指针及数据收集与呈报流程（第2次参加评审的医院准备过去一年的数据；新申请的医院准备过去4个月的数据）。

（4）人员培训：质量教育计划和成效（第2次参加评审的医院准备过去一年的数据；新申请的医院准备过去4个月的数据）。

（5）漠视安全行为的管理成果（第2次参加评审的医院准备过去一年的数据；新申请的医院准备过去4个月的数据）。

2. 必要的组织计划。

3. 必要的政策、程序、书面文件或法规细则。

4. 评审委员们将阅览过去一年的重要委员会的会议记录（新申请的医院需要准备过去4个月的资料），例如质量改进、感染预防及控制、安全、领导/管理团队会议及药品管理系统。

5. 目前在医院接受治疗的患者的精确名单（如住院名单）。

6. 当日手术及侵入性检查的排程表（包括手术房、日间手术室、心导管室、胃镜室、结肠镜检查手术及体外授精等）。

7. 警讯事件或近似错误的根本原因分析的行动计划模板。

8. FMEA的行动计划模板。

9. 选自JCI指标库且经过验证的测量项目的范例。

10. 医院院区平面图。

11. 所有病历记录的模板。

12. 医院已执行的临床操作指引、临床路径或临床协议（至少5项）。

13. 国家或地方卫生医疗相关的法律及法规的清单。

14. 第一次评审提交的战略改善计划。

注三：质量与患者安全领导访谈

在质量与患者安全领导访谈中，医院相关参与者包括院长，董事会主席（若有），被指派或推举的医疗人员主管，医务科主管，护理部主管，负责质量改善的主管及其他资深主管（由医院酌情决定）。

注四：质量计划访谈

1. 请医院提供有关目前质量管理模式的报告（例如不良事件通报模式、FMEA及RCA等案例），及目前进行监控的质量促进与患者安全等指标清单，供参考。

2. 请医院汇报院级质量改进示例，包含成本效益分析、临床路径、指南、RCA及FMEA等。

注五：供应链管理和循证采购访谈

在供应链管理和循证采购访谈中，医院相关参与者包括院长，系统运作负责人，采购负责人，人力资源管理主管，医务科主管（若适用），护理部主管及其他资深主管（由医院酌情决定）。

注六：伦理和安全议题访谈

在伦理和安全议题访谈中，医院相关参与者包括院长，人力资源管理主管，医务科主管，护理部主管及其他资深主管（由医院酌情决定）。

四、JCI模拟评审：管理组

（一）管理组评审委员文件审查及访谈情形

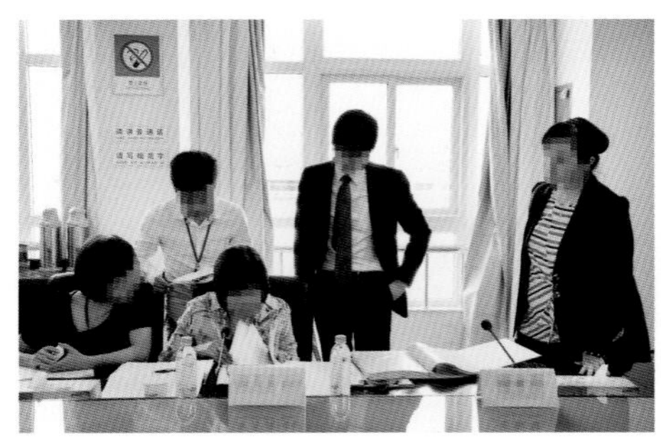

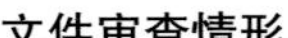

文件审查情形

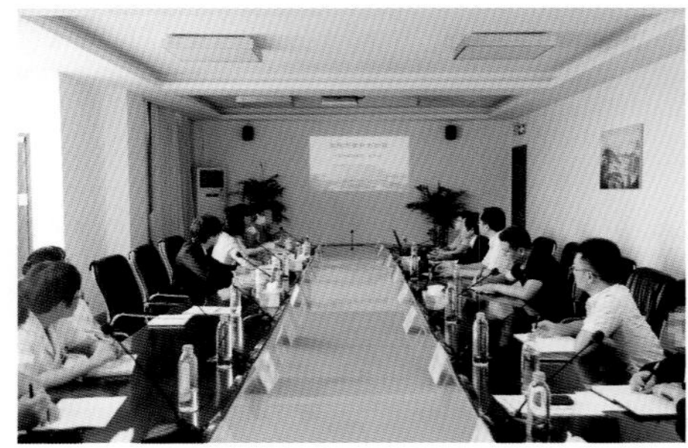

领导访谈情形

（二）管理组评审委员现场访查情形

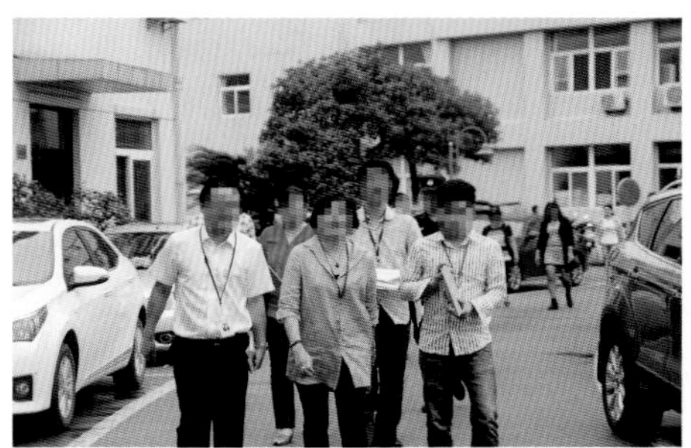

现场访查情形一

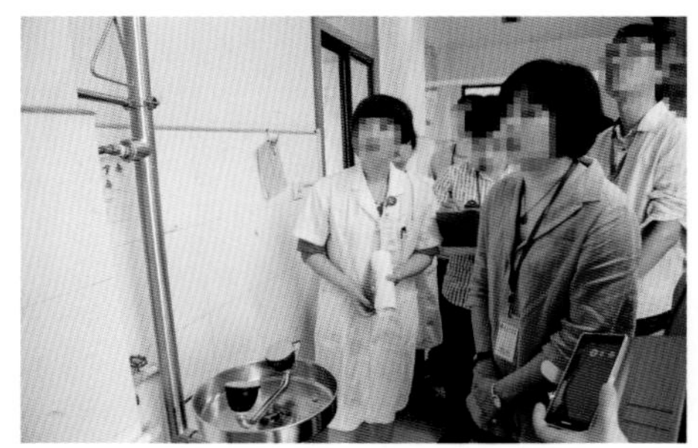

现场访查情形二

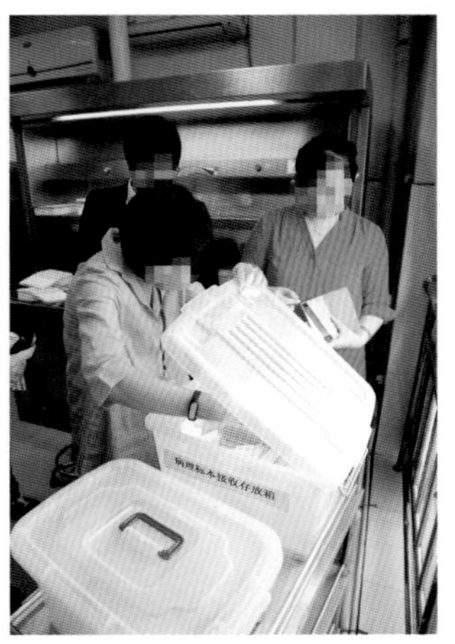

现场访查情形三

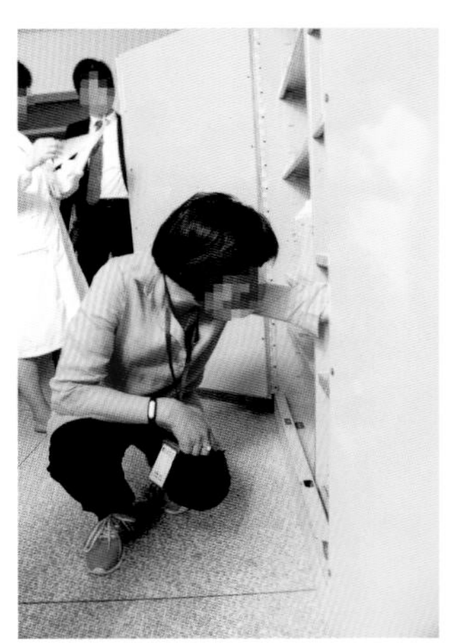

现场访查情形四

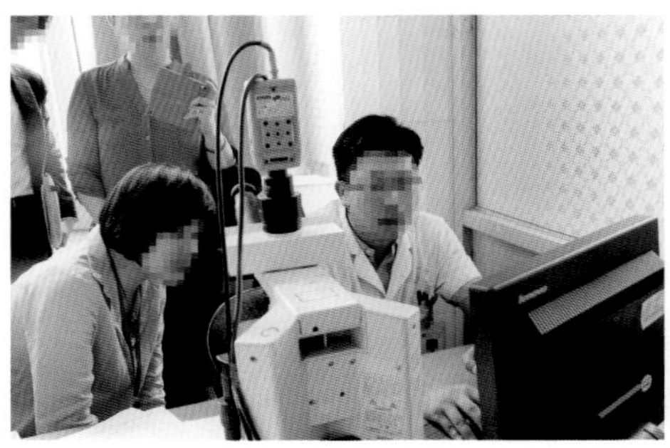

现场访查情形五

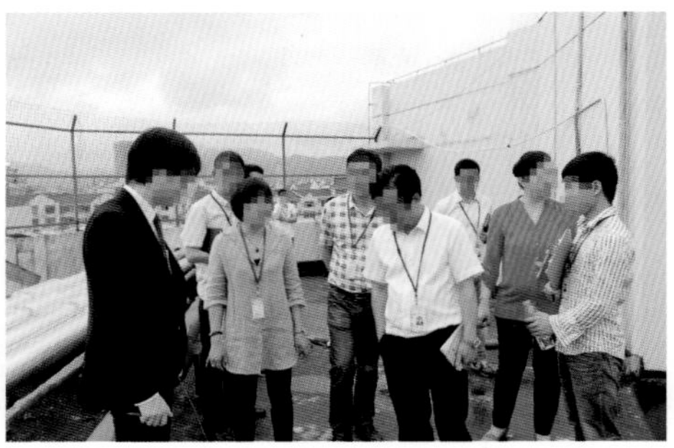

现场访查情形六

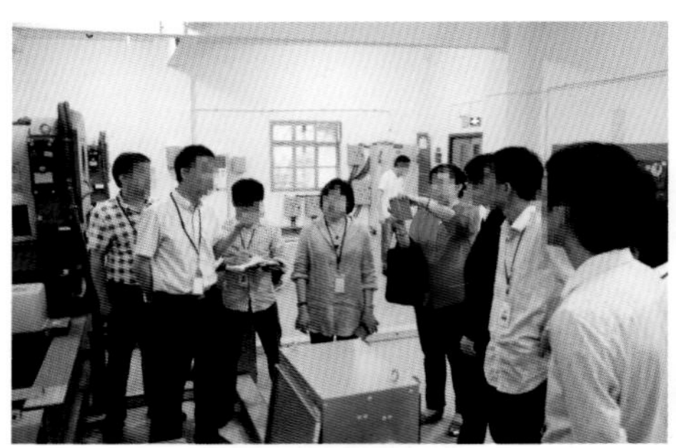

现场访查情形七

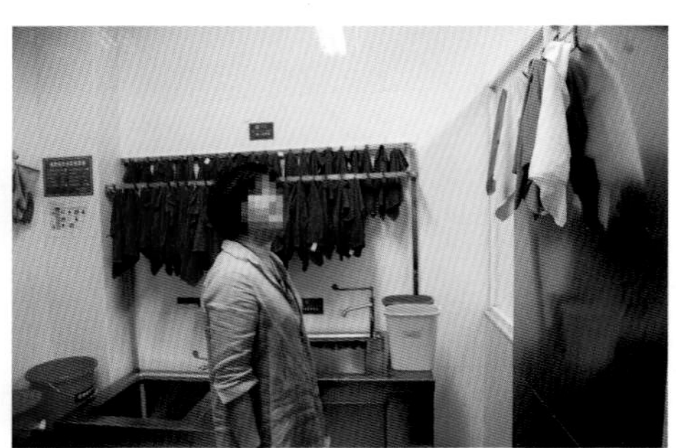

现场访查情形八

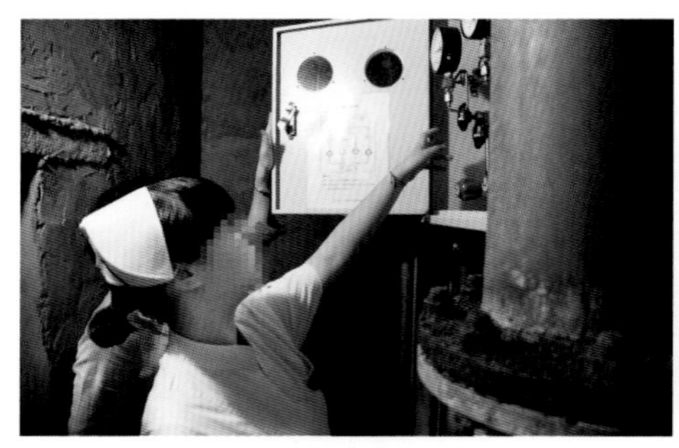

现场访查情形九

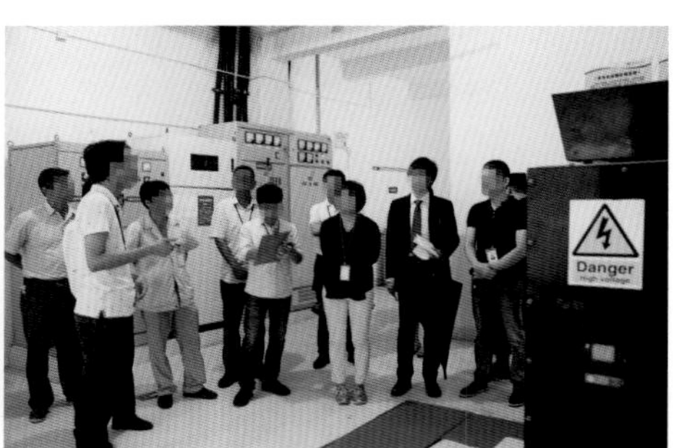

现场访查情形十

五、JCI模拟评审:护理组

(一)护理组评审委员文件审查及PCI访谈情形

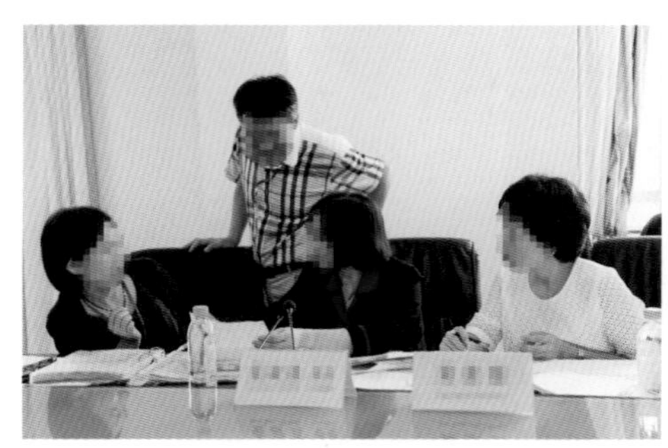

文件审查情形一

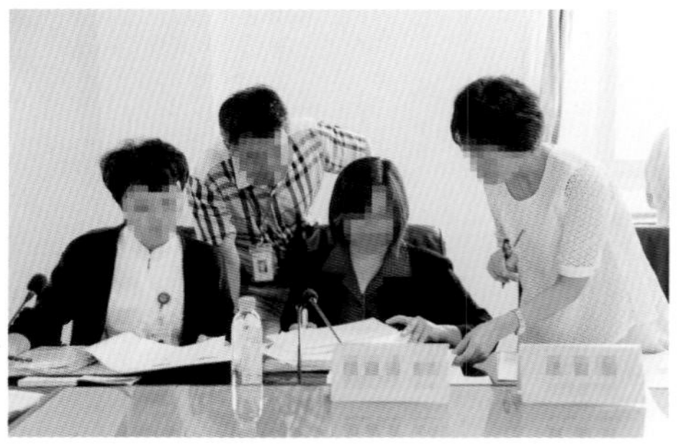

文件审查情形二

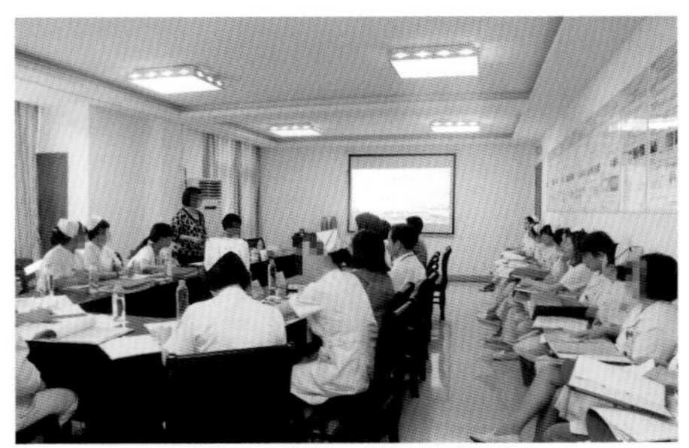

PCI 访谈情形

（二）护理组评审委员现场访查情形

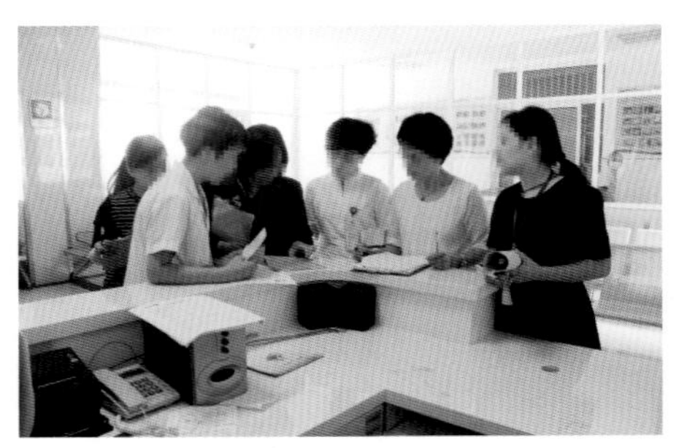

现场访查情形一

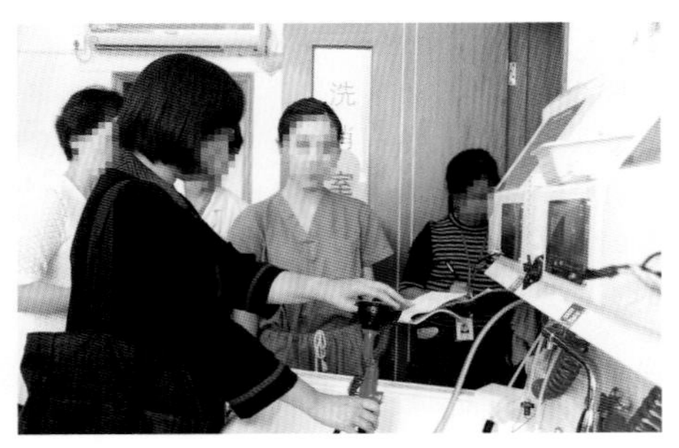

现场访查情形二

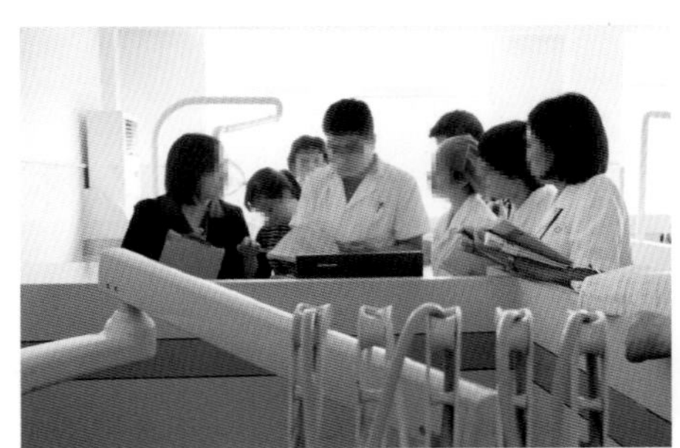

现场访查情形三

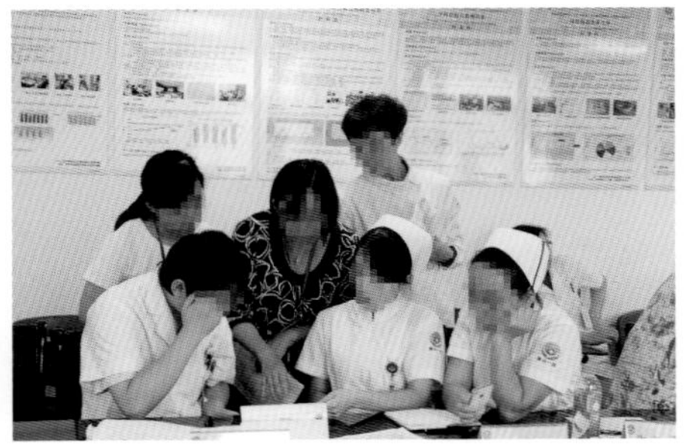

现场访查情形四

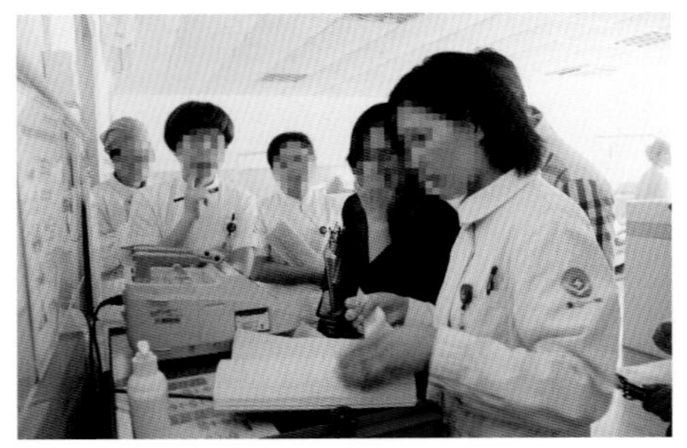

现场访查情形五

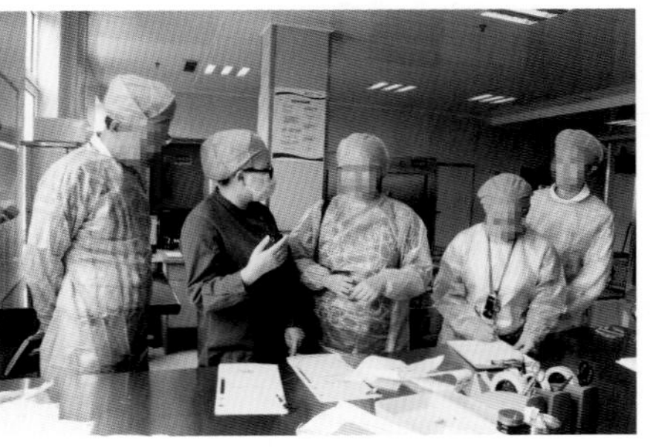

现场访查情形六

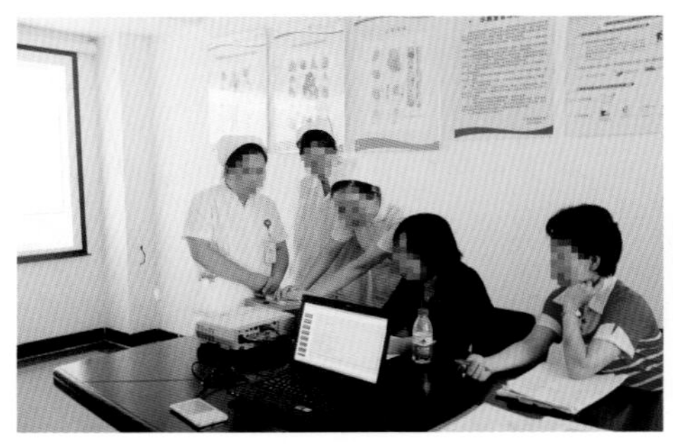

现场访查情形七

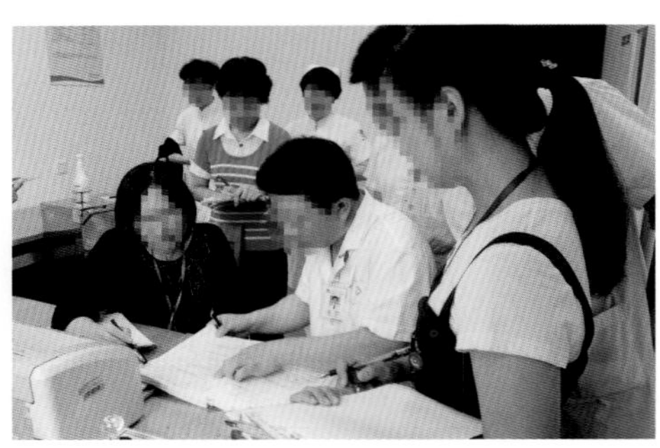

现场访查情形八

六、JCI模拟评审：医疗组

（一）医疗组评审委员文件审查情形

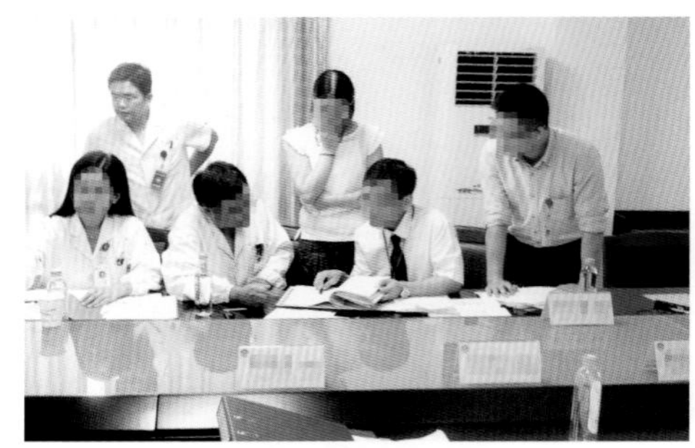

文件审查情形一

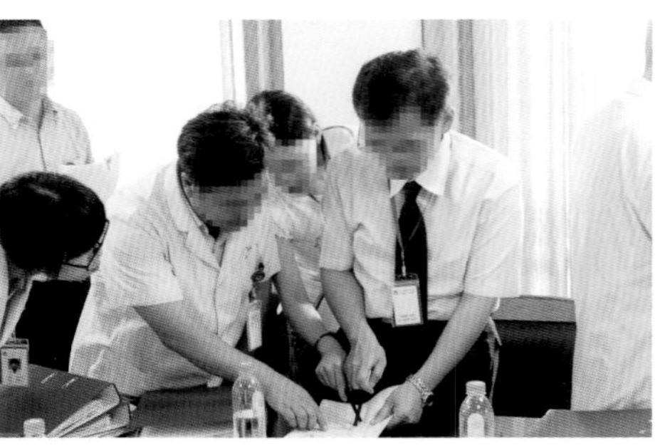

文件审查情形二

（二）医疗组评审委员现场访查情形

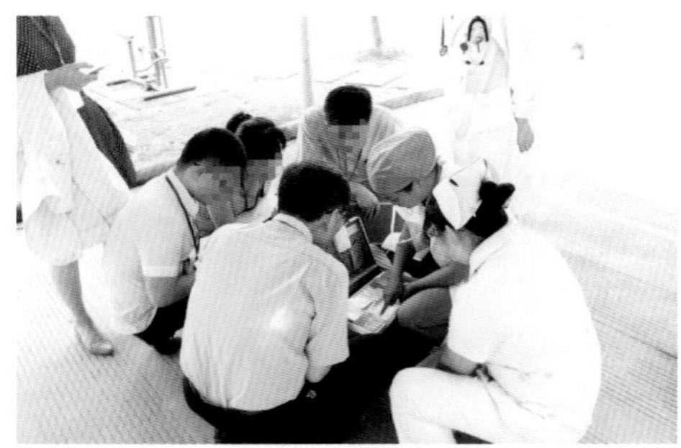

现场访查情形一

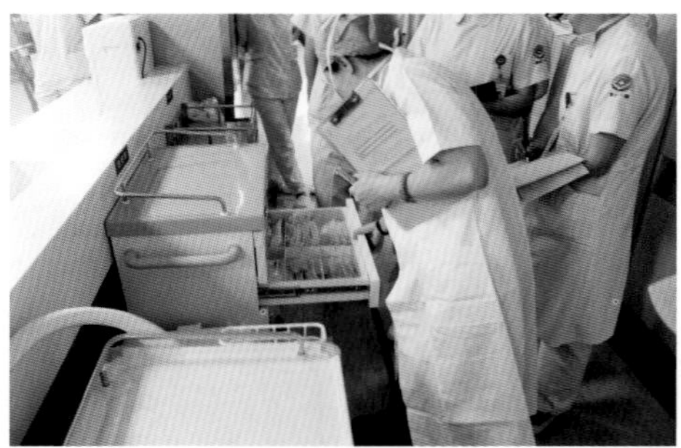

现场访查情形二

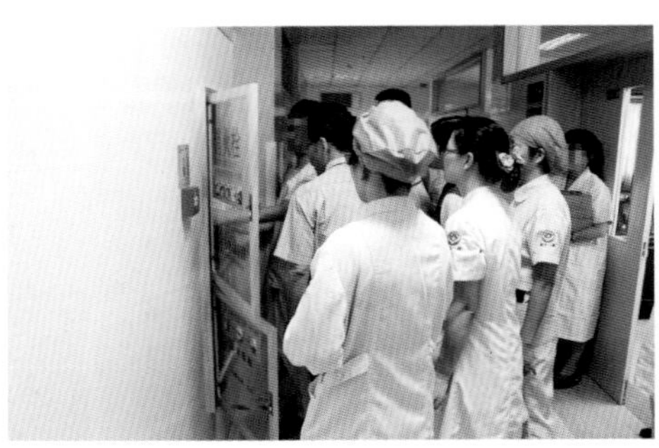

现场访查情形三

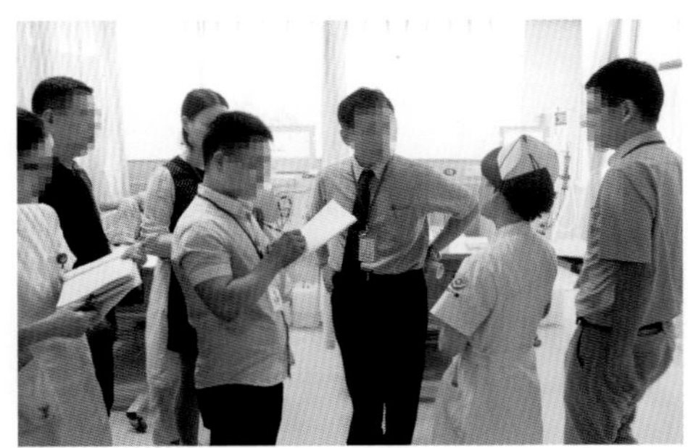

现场访查情形四

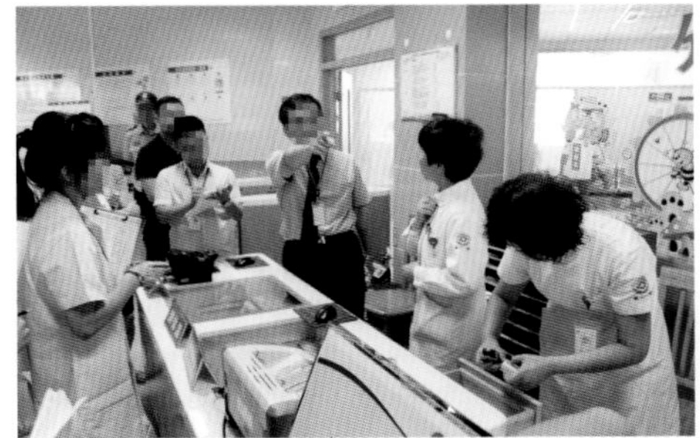

现场访查情形五

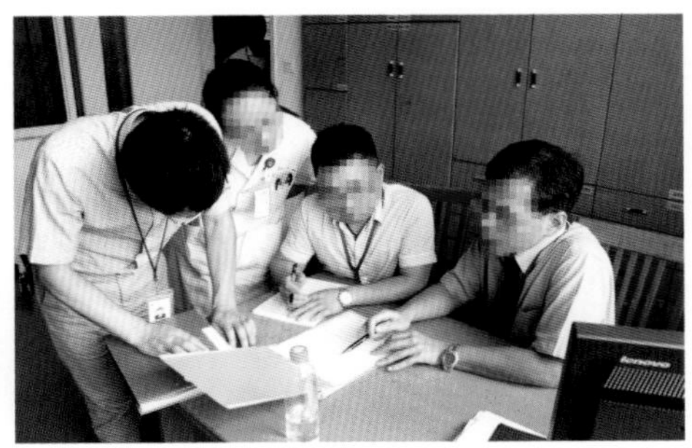

现场访查情形六

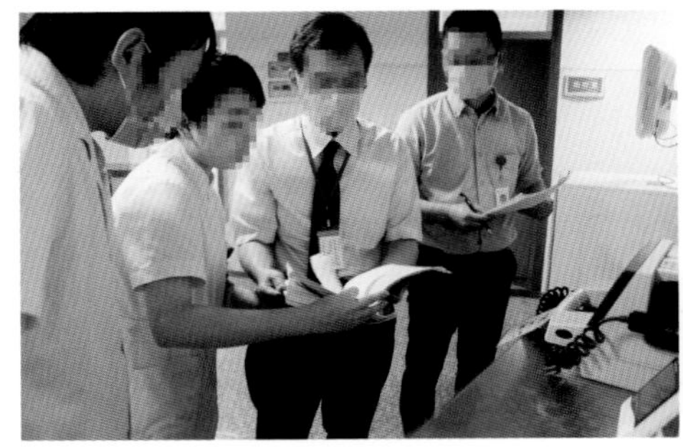

现场访查情形七

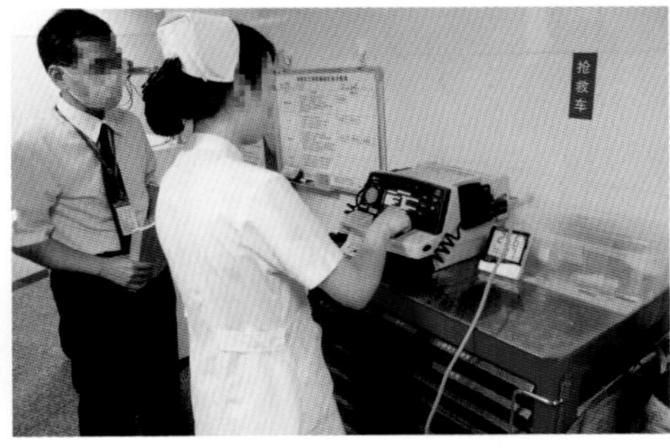

现场访查情形八

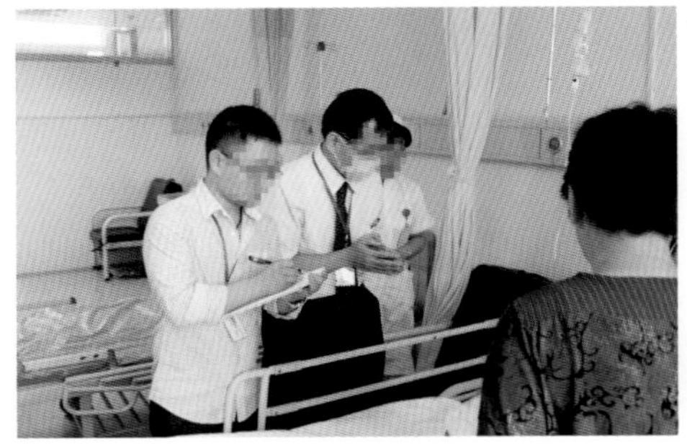

现场访查情形九

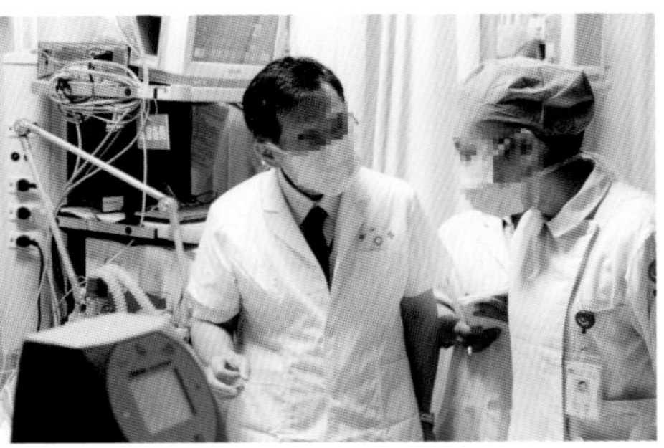

现场访查情形十

七、JCI模拟评审:临床组

(一)临床组评审委员文件审查和伦理与安全文化访谈情形

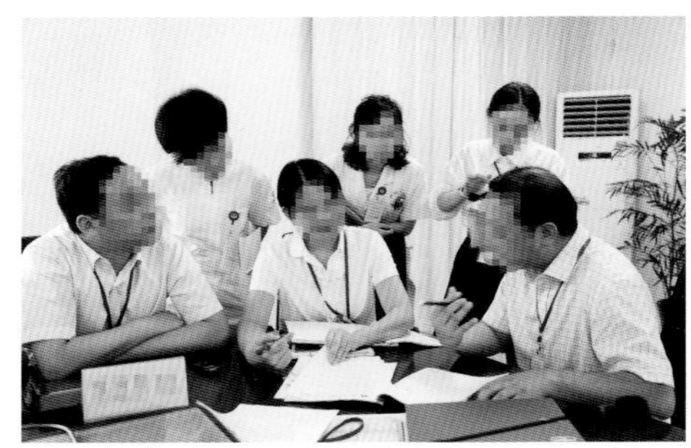

文件审查情形一

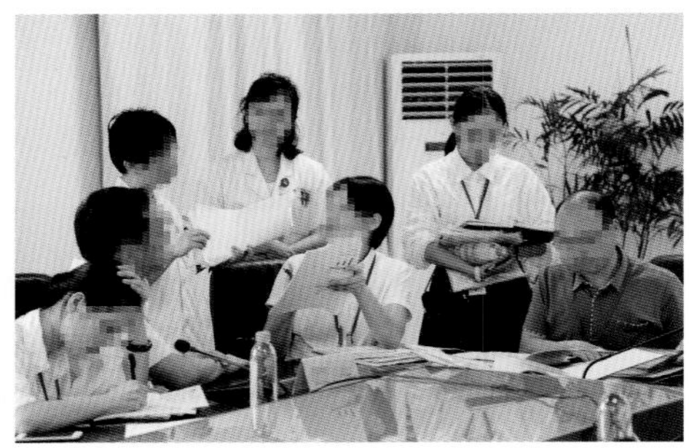

文件审查情形二

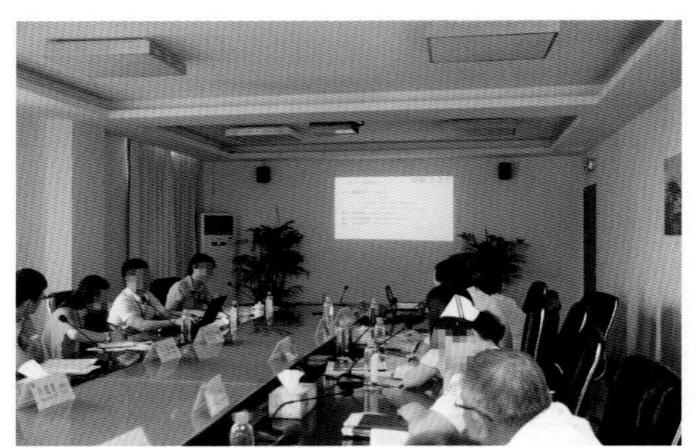

伦理与安全文化访谈情形

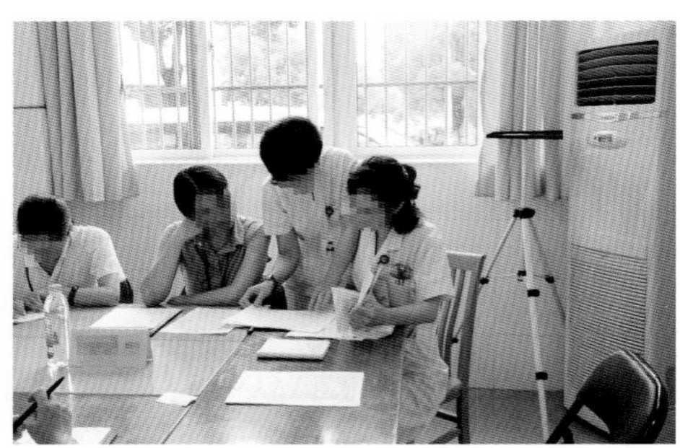

病历审查情形

(二)临床组评审委员现场访查情形

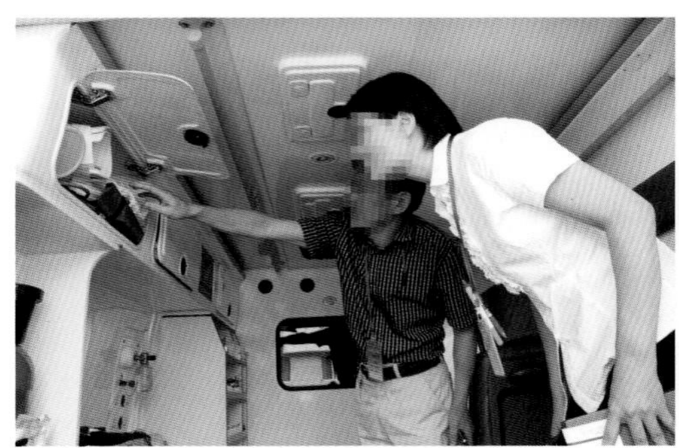

现场访查情形一

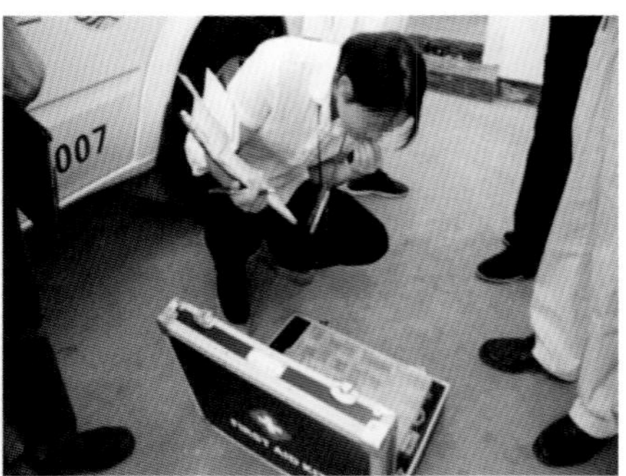

现场访查情形二

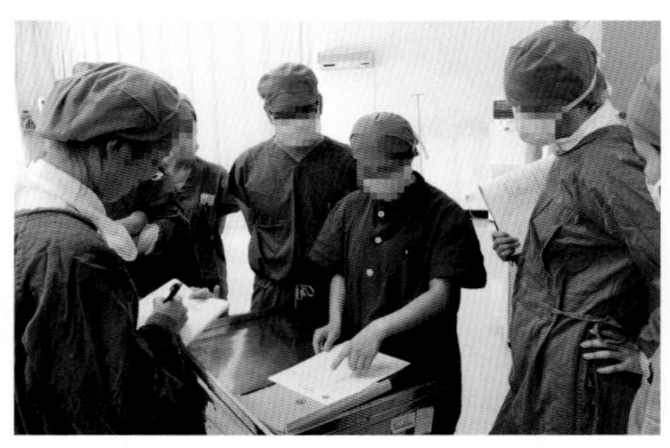
现场访查情形三

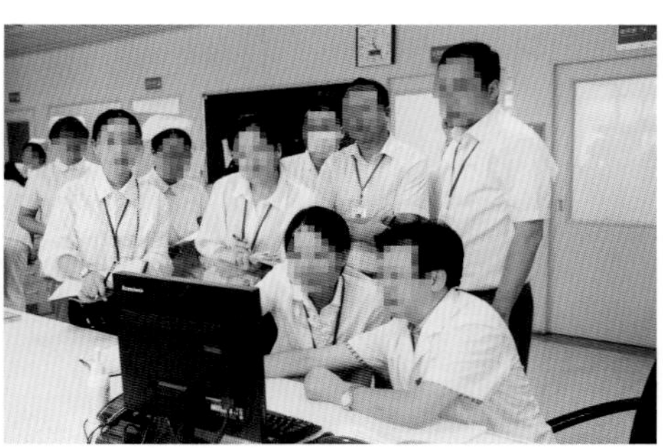
现场访查情形四

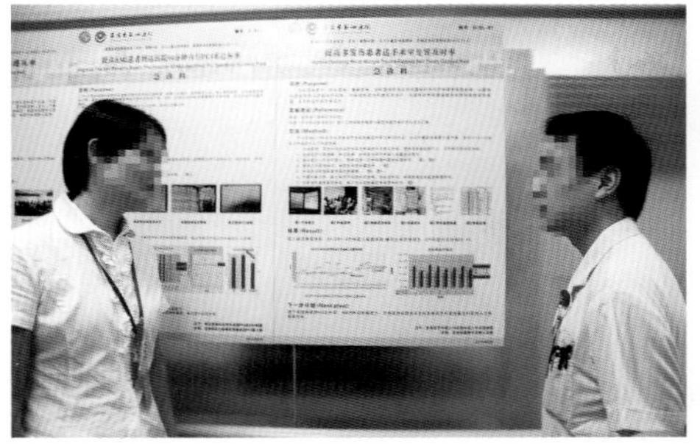
现场访查情形五

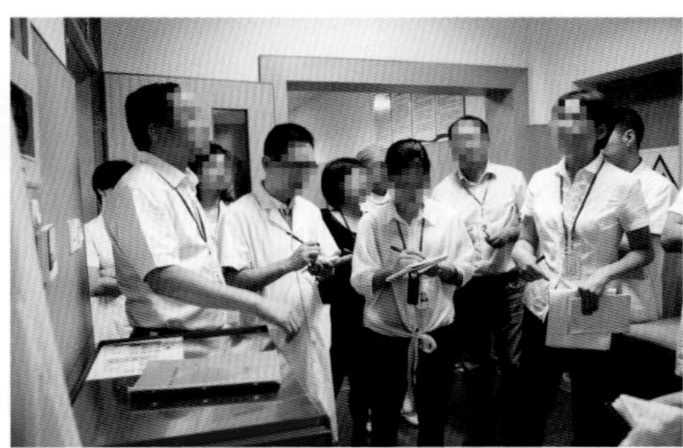
现场访查情形六

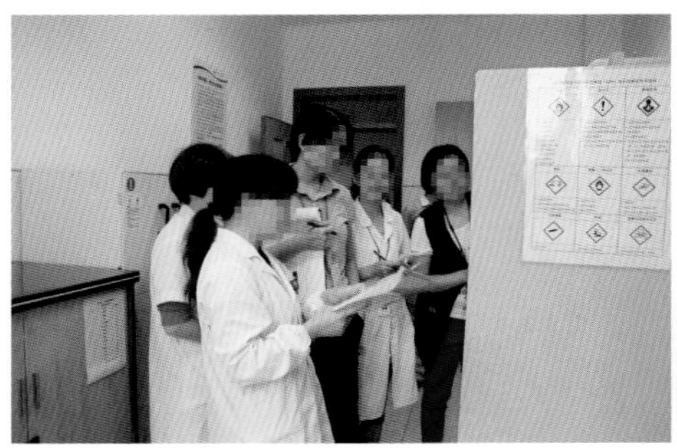
现场访查情形七

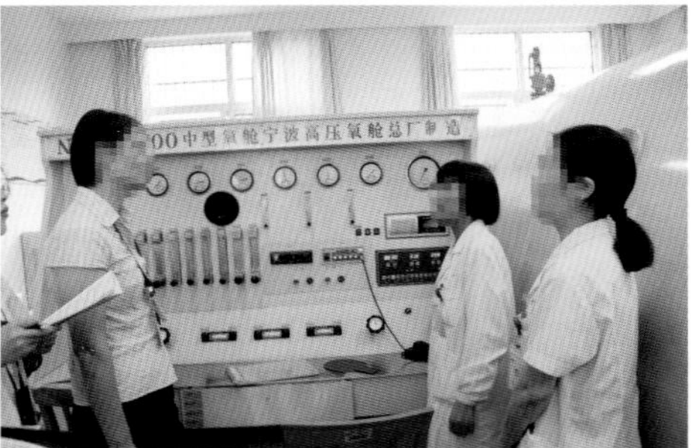

现场访查情形八

八、JCI模拟评审：药事组

（一）药事组评审委员文件审查情形

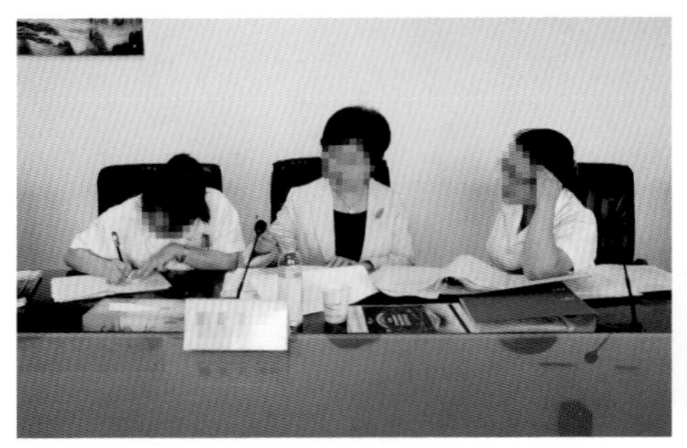

文件审查情形一

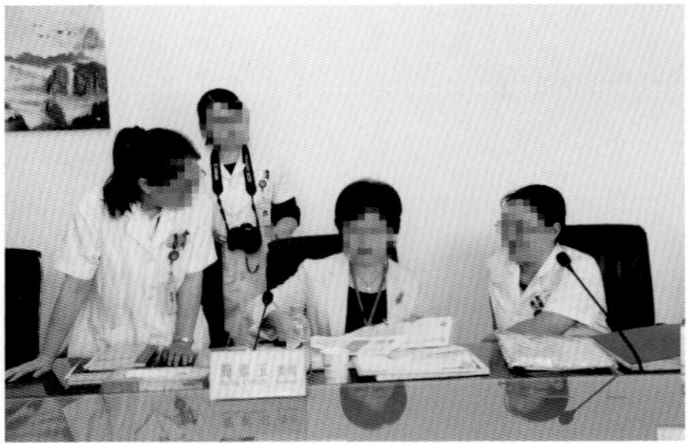

文件审查情形二

（二）药事组评审委员现场访查情形

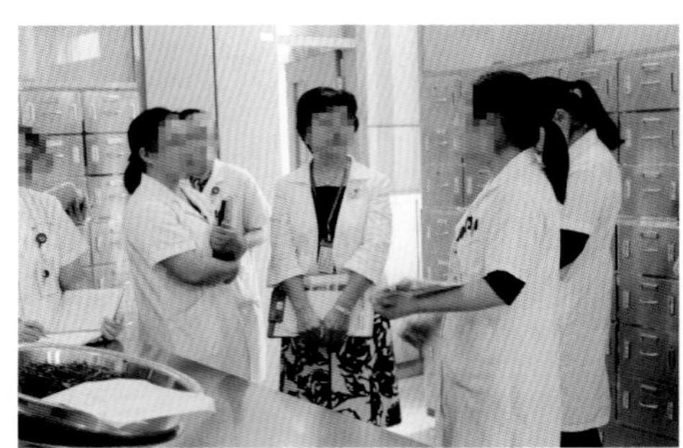

现场访查情形一

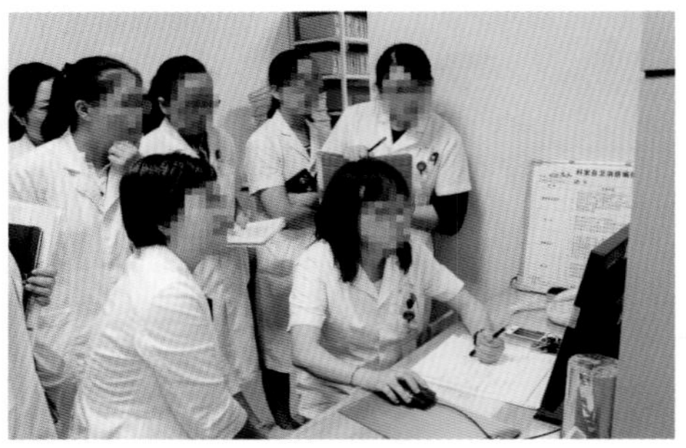

现场访查情形二

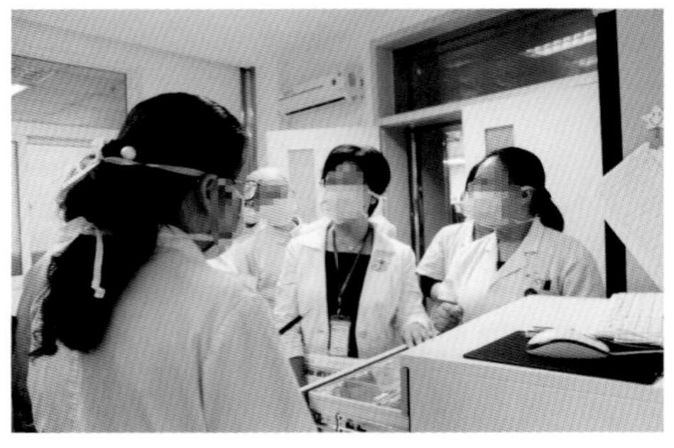

现场访查情形三

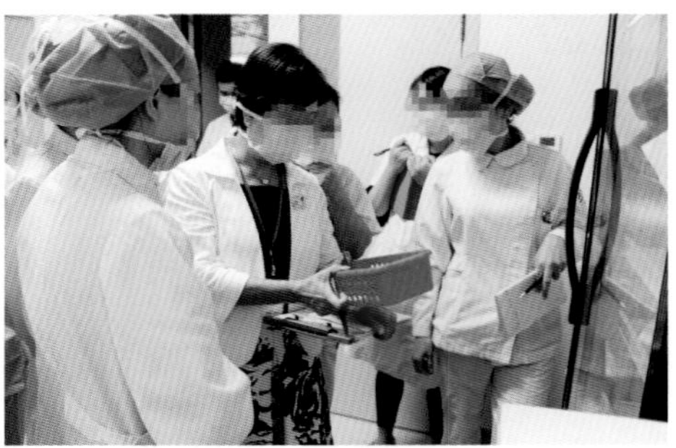

现场访查情形四

九、模拟评价结果整改

依据模拟评审报告结果,针对模拟评审中发现的缺失,各科室/部门改善落实,追踪小组追踪改善进度,直至评审。

第二章
系统追踪及访谈攻略

本章节重点介绍各系统追踪和访谈的准备要略及模拟问答。

第一节　质量与患者安全领导访谈

一、如何准备?

医院应该确认“质量与患者安全领导访谈”会议的参与者。医院领导层除应该熟悉所有的标准外,在参与评审前,还应该仔细阅读《JCI医院评审标准》(第5版)GLD章节和《JCI医院调查程序指南》(第5版)“质量改善与患者安全的领导者访谈”问题示例,并将问题示例转化为PPT简报和QA形式,参与人员进行模拟讨论,以使他们在回答评审委员可能提出的问题时更自在。

(一) 确认访谈参与人员

确认参与访谈的人员包括卫计局局长、院长、各副院长、护理部主任、负责质量改进的主任、医务科科长、科教科科长、财务部主任、人力资源部主任及院办主任。

(二) 所需文件/材料准备

所需准备的文件/材料包括以下几个方面。

1. 说明系统性改善优先级的文件——质量促进与患者安全(文化)管理计划。

2. 提供给卫计局层级的质量促进与患者安全(文化)管理计划报告——每季度质量报告[主要内容包括年初的质量促进与患者安全(文化)管理计划审批、每季度不良事件统计、RCA报告、FMEA改善计划及成效满意度]。

3. 医院领导层针对质量促进与患者安全(文化)管理计划的改善措施。

4. 质量报告相关的管理层会议记录(卫计局针对质量报告的会议纪要和开会照片)。

5. 对于效率和资源使用的改善项目(成效指标示例)。

（三）范例问题

● GLD.1：领导层由谁组成？成为领导层的条件是什么？

● GLD.1.1：批准医院战略计划与营运预算的流程是什么？

● GLD.1.1ME4：治理层级如何审核医院参与医疗照护人员的专业教育与研究的计划？如何监督该计划的品质？

● GLD.4：发展质量安全计划的架构和程序是什么，如何制定？

● GLD.4.1：请提供一个范例说明警讯事件引导安全改善的议题。如何将质量促进与患者安全（文化）管理计划的相关信息传达给工作人员？

● GLD.5：全院系统性改善项目是什么？请举例说明。

● GLD.6.1：你如何参与服务合约的质量监测？

● GLD.6.2：如何监测外聘医生的服务质量？

● GLD.11：如何选择院级优先级监测指标？选择JCI指标库中的哪些指标？

● GLD.11.1：领导应如何参与科室/部门指标的选择过程？如何将科室/部门质量改进的结果传达给领导？

二、质量与患者安全领导访谈QA

序　号	面谈模拟题目	回答人	回　答
1	医院的治理机构是什么？它对医院是如何授权的？（GLD.1：医院治理机构职责及授权管理原则）	院长/院办主任	治理机构：县卫生计生局（简称卫计局）。 它的授权原则： （1）医院实行所有权与经营权分离的法人治理结构，由院长负责全院工作，并遵循相关法律法规，按规定实施、推进公立医院改革，认真落实卫计局年度绩效考核办法，认真落实突发公共卫生事件的救援任务。 （2）认真贯彻民主集中制原则，凡属重大决策、重要干部任免、重要项目安排和大额度资金的使用，必须经院长办公会议讨论做出决定，如大型设备采购、重大基础设施建设等项目，必要时需经医院职工代表大会通过。 （3）药品及医用耗材采购按照省、市集中采购相关政策执行。 （4）根据卫计局审批的年度人才招聘计划，自行组织编外人员的招聘。

续表

序　号	面谈模拟题目	回答人	回　答
1	医院的治理机构是什么？它对医院是如何授权的？(GLD.1：医院治理机构职责及授权管理原则)	院长/院办主任	它的职责： (1) 审批医院使命、所开设的诊疗项目、年度工作计划、年度收支预算、年度医院质量促进与患者安全(文化)管理计划、医学教育和研究计划，并对每季度上交的医院质量与患者安全报告进行批示。 (2) 任命医院院长助理及主要职能科室负责人。 (3) 审批医院年度人才招聘计划，根据政府编制委员会办公室下发的编制指标统一组织人才招聘。 (4) 负责医院卫生专业技术人员执业资格考试报名审查工作及执业证书的签发工作，监管卫生专业技术人员的继续教育、职称晋升与聘任。 (5) 审批医院年度设备采购计划及单项设备预算金额超过10万元的设备采购。 (6) 审批医院年度总务物资采购计划及单项预算金额或年度批量预算金额超过10万元的总务物资采购。 (7) 审批医院年度基本建设项目计划及合同估算价在10万元以上的工程项目。其中，合同估算价在10万～50万元的小型工程项目(其中，维修项目为10万～20万元)由卫计局进行审批；50万元以上的大型建设项目(其中，维修项目为20万元以上)需上报至卫计局，经审批后，再报县相关部门审批。 (8) 组织调度本地区卫生专业技术力量，对重大活动和突发事件实施医疗救护或疫情处理，预防和控制疫情蔓延。 (9) 打击非法行医，净化医疗市场，负责传染病、地方病和慢性病的监测及防治工作。 (10) 指导医疗机构科学合理用血，动员组织公民无偿献血，并对供血情况进行监督管理。 (11) 接受政府的年度考核，并对医院进行年度考核评估，对医院院长进行年度考核。

续表

序　号	面谈模拟题目	回答人	回　答
2	我们是从不同的高度来看问题的,举例来说,JCI是学校,是全新的评审,JCI评审对医务人员是很大的工作负担,你如何让员工参与JCI评审?在我们做JCI评审工作中,有多少人辞职了?你如何才能让他们留下来?	院长/人力资源部主任	据统计,2014年全院离职人数为24人,离职率为2.21%;2015年全院离职人数为24人,离职率为2.06%,同比下降了6.79%。2015年是我院JCI复评年,并没有因为JCI评审工作而造成离职率的提高。经分析,离职主要是为了解决夫妻两地分居和子女就学问题,并非因JCI评审工作而离职。在医院工作中,我们非常关注职工的离职率,强调以感情留人、环境留人和待遇留人。一是倡导以人为本、团结协作的医院文化;二是处处关爱员工,增强员工的归属感;三是强化医院安全文化,保障员工的安全;四是落实医院培训计划,注重员工发展;五是平等对待,给全院员工创造广泛施展才能的平台。 正如评审委员所说的,如果说JCI是学校,那么我们认为JCI是一所大学校、一所好学校,使我们学到了很多很多知识,它不仅使我们转变了传统的管理和工作理念,改变了不良习惯,而且进一步梳理了工作流程,规范了操作规程,学习和掌握了质量改进工具和系统追踪方法等。 在JCI评审工作中,我们一直强调全员参与,具体做法有:一是统一思想,提高认识,消除误解;二是加强培训;三是加强工作的落实和督查;四是加强团队协作和部门配合。
3	你们附近有几所大医院,怎么做让员工不会到这些大医院去?	院长	同第2题答案。
4	领导层怎么安排医院计划的优先次序?医院服务的范围包括哪些?你怎么决策做哪些服务?	院长	根据医院的使命和愿景,领导层会定期制定中长期规划(一般为5年1次),每年确定一个工作主题,再根据主题安排一些重点工作。如2015年,我们确定的主题为"JCI工作复评年",结合JCI认证迎评工作,重点开展了早期休克预警系统、电子病历升级改造及消防设施改造等工作。 医院的服务范围包括内科、外科、妇科、儿科、五官科、感染科及健康体检服务等。 在决定服务范围时,主要考虑以下因素。 (1)本地区疾病谱及患者的需求状况。

续表

序　号	面谈模拟题目	回答人	回　答
4	领导层怎么安排医院计划的优先次序？医院服务的范围包括哪些？你怎么决策做哪些服务？	院长	(2) 政策及治理机构(县卫计局)的要求。 (3) 医院的服务能力。 (4) 符合相关法律法规的要求。
5	患者照护方面有共同照护吗？怎样让医院员工能实施共同照护？	分管医疗的院长/质控办主任	有。对每位住院患者，每周在病程记录中有1次共同照护记录。当患者产生问题或治疗目标在本医疗组照护有困难时，或照护需要康复、药剂、检验、影像及营养等跨专业团队时，都会提出共同照护讨论记录。
6	怎么做才能让医生把住院天数给降下来？	分管医疗的院长/医务科科长	(1) 医生要严格掌握入院标准及出院标准。 (2) 医护人员从门诊开始做好出院计划，出院患者提前1天预约出院。 (3) 做好临床路径及单病种管理。 (4) 做好病区的平均住院天数目标管理，将缩短平均住院天数与绩效挂钩。 (5) 将平均住院天数作为院级质量监测指标，持续改进。 (6) 在门诊医生工作站可即时查到床位分布情况，防止床位闲置。床位协调中心科学统筹安排全院的床位。 (7) 开设日间病房。 (8) 进一步加强分院及社区转诊康复工作。利用“互联网＋”及移动医疗等手段，提供家庭社区服务，减少康复患者在医院的滞留。
7	医生也支持临床路径的做法吗？	分管临床路径的院长/质控办主任	支持。我们先制定规范流程，再将流程设置到医生的电子病历中，医生根据流程进行诊治，每月统计入径率、完成率，并有具体的奖惩措施。
8	医学研究与医学教育如何融入全院质量报告计划中？	分管科教的院长/科教科科长	医学研究、医学教育是医疗的未来，教研与临床结合是加强医疗与安全的必经之路，教研工作的开展有利于各临床人员更加规范地执行医疗规范和指南路径，把教研工作列入日常的绩效考核、个人年度考核、医德考核中，并与晋升、晋职挂钩，使教科研更受重视。

续表

序　号	面谈模拟题目	回答人	回　答
9	收集指标的是哪个部门,如何收集,由谁启动?	分管科教的院长/医评办主任	(1) 收集指标的部门是医评办。 (2) 指标收集(包括国际患者安全目标监测指标、JCI指标库、不良事件通报、临床路径和指南及成效管理指标):指标负责科室将指标汇整到QPS监测指标PDCA改善表→每月上报医评办→医评办汇总指标→提交医院质量与安全管理委员会→每季度上报卫计局。 (3) 建立数据收集表汇整于QPS监测指标PDCA改善表。 (4) 由医院质量与安全管理委员会启动。
10	如何将记录或资料呈报给治理机构(卫计局)?如何将记录或资料送给各科室?请提供一个通报到领导层的实例,及领导层收到讯息后的应对与回复。	分管质量的院长/医评办主任	(1) 将每季度质量报告提交给医院质量与安全管理委员会决议后,提交给卫计局。 (2) 通过短信、医院内网、会议及教育培训等形式将记录或资料送达各科室。 (3) 例如RCA警讯事件,发生警讯事件→发生科室通过医院内网不良事件报告系统上报→医评办收集数据→医评办应用异常风险矩阵评估(SAC)确定不良事件优先级→SAC为1级→进行RCA→向医院质量与安全管理委员会呈报→卫计局给予资源支持。
11	治理机构(卫计局)会议记录中所呈现的对医院质量报告的回应。	卫计局局长/医评办主任	卫计局会及时对医院上报的计划和报告做出反应,并给予必要的人力、财力及物力等方面的支持,见卫计局会议记录(医评办主任提供会议记录)。
12	哪些事项是必须向治理机构(卫计局)呈报的?	院长/院办主任	(1) 医院的宗旨、使命及愿景。 (2) 医院床位增设及诊疗项目更改。 (3) 医院战略规划、年度工作计划。 (4) 年度收支预算计划。 (5) 医院教学及进修计划。 (6) 年度医院质量报告计划(每季度上报1次医院质量报告)。 (7) 人才招聘计划。 (8) 设备采购计划。 (9) 基本建设计划。 (10) 重要干部任免(含副院长、重要职能科室主任)。

续表

序　号	面谈模拟题目	回答人	回　答
13	治理机构(卫计局)如何强化医院质量与患者安全的驱动能力?	卫计局局长/院长	医院会在每年年初向卫计局上报年度医院质量促进与患者安全(文化)管理计划,每季度上报1次医院质量报告(包括不良事件和警讯事件)。卫计局会对该计划和报告及时做出反应,并给予必要的人力、财力和物力等方面的支持,从而强化医院质量与患者安全的驱动能力。
14	请举一个全院优先改善的实例说明,医院是如何向治理机构(卫计局)呈报的?治理机构(卫计局)又是如何审核你的计划及进行相关改善的?	分管质量的院长/医评办主任	急诊暴力事件FMEA改善案。 经过分析,该改善案需进行以下改善。 (1) 完善暴力事件应急预案及应急处置程序。 (2) 针对急诊高风险区域,每年演练2次。 (3) 在急诊区域再增设5个高清摄像头,增配防暴装备。 (4) 请求外部支援力量。建议县巡特警在医院内巡防以保障医院安全,固定保卫人员值守(急诊24小时有4名保安值守)。 (5) 制定IMSAFE措施,并全院公告。在发生暴力事件后,员工通过不良事件报告系统通报,医院工会领导和科室领导实施关爱活动。 我院每季度向卫计局报告改进进度及需支持的事项。卫计局积极与县政府协商,协商结果为从7月份开始,安排县巡特警在医院内巡防,每天3班,4小时巡访。通过2015年上半年积极落实行动计划后,下半年急诊暴力事件发生例次明显减少,下降幅度达71.4%。
15	医院有哪些外包项目?如何分类以便于管理?[GLD.6:外包清单(略);GLD.6:外包管理办法(略)]	院长/院办主任	医院共有11项外包服务项目。 为便于管理,医院的外包项目主要分为三大类。 (1) 在院内执行的外包业务:指本院所属业务委托院外公司或机构负责提供劳务与服务。其主要服务本院患者、家属或员工,且须长时间(连续6个月以上)常规、持续性派员驻点在本院内或其人员会经常进出本院的管制区域(如手术室、ICU病房及隔离病房),例如保洁、食堂等。 (2) 在院外执行的外包业务:指本院所属业务委托院外公司或机构负责提供劳务与服务,或提供医学检验检测、治疗技术、

续表

序　号	面谈模拟题目	回答人	回　答
15	医院有哪些外包项目？如何分类以便于管理？[GLD.6：外包清单(略)；GLD.6：外包管理办法(略)]	院长/院办主任	远程诊断且非在本院内执行者，例如废弃物处理、洗涤及检验标本外送检测等。 (3) 医院提供出租场所的外包业务：指由本院出租特定场所，供院外经营商店提供服务。其主要服务于来自于医院外部的顾客。
16	如有需要，应如何新增外包服务？(GLD.6：外包管理办法)	院长/院办主任	如有新增外包业务，则按以下流程进行办理：申请科室填写外包申请单→管理科室进行评估→院长办公会议研究决定→按规定招投标。
17	怎样才能确保医院对外包服务人员进行准确有效的管理？(GLD.6：外包管理办法)	院长/院办主任	外包公司在提供服务前，必须将派驻至本院工作的人员名单造册，送交医院人力资源部备查；外包公司如有新进人员或中途更换人员，必须事先通知医院人力资源部及管理科室，并且新的服务人员应依法完成健康体检，方可进入本院提供服务。外包公司的在职员工应依法定期接受健康体检(需含胸部X线检查、乙肝检验，由人力资源部负责建档审查)；对于从事特别危害健康工作的人员，外包公司须给医院人力资源部和防保科提供相关检查报告复印件，以备检查。
18	如何监管外包服务的质量？(GLD.6：外包管理办法)	院长/院办主任	(1) 医院将外包公司的相关质量数据纳入医院的质量监测指标，如未达到质量要求，则医院应采取相应措施。 (2) 管理科室依据外包业务类别不同，参照合同约定进行检查，并将结果列为合约修订、终止或续约的重要参考数据。 ①在院内执行的外包业务：每个月至少进行1次检查，并留有记录。 ②在院外执行的外包业务：在每个合同期内，外包公司的资质与认证(包括具体提供检测、诊疗技术服务员工的资质)必须是有效的，并至少到公司现场检查1次。 ③医院提供出租场所的外包业务：每季度至少进行1次检查，重点检查公司证照、诚信经营情况、人员资质、受训情况及健康证明等，并留有记录。 (3) 管理科室应至少每季度1次会同其他临床科室主任或护士长与外包公司召开会议，就外包服务质量展开讨论。

续表

序　号	面谈模拟题目	回答人	回　答
19	医院如何对外来工作人员进行资质认证，由哪个部门负责？(GLD.6.2：医院外来工作人员管理暂行规定)	院长/人力资源部主任	外聘专家在入职前向人力资源部提交资质证书（包括毕业证、执业医师资格证、职称证书及特殊上岗证书），通过电话、信函或网络查验方式进行资质查验，由人力资源部负责。
20	医院是如何对外来工作者进行授权的？(GLD.6.2：医院外来工作人员管理暂行规定)	资格与授权管理委员会主任/医务科科长	先查验外聘专家的证书，如执业医师资格证、职称证书等。查验通过后，按本院《医生授权管理规定》进行授权。
21	医院怎样保证外来工作人员医疗行为的安全性？(GLD.6.2：医院外来工作人员管理暂行规定)	资格与授权管理委员会主任/人力资源部主任	对外来工作人员进行入职前的资质查验，入职后进行聘任、授权，1个月内完成岗前培训，3个月满完成试用期考核，之后再相应地完成年度医生考核、续聘考核和展延考核。
22	医院内部各层级、各科室、临床与非临床之间是怎样进行沟通交流的？(GLD.3.2)	院长/院办主任	根据《医院内部沟通制度》，医院内部各层级、各科室、临床与非临床之间的沟通交流主要通过召开各类会议来进行，包括职工大会、职工代表大会、院长办公会议、行政办公会议、专题会议、院周会、各委员会议及科室晨交班会议等，其他的沟通载体有医院内网、短信平台、广播系统、院务公开栏及电话急救呼叫系统等。
23	在科室管理中，科主任需要做哪些工作？(GLD.9：科室管理办法)	分管医疗的院长/医务科科长/人力资源部主任	根据《医院科室管理办法》，科主任要做的主要工作包括以下几个方面。 (1) 负责执行医院下达的指标，传达医院通知，完成任务。 (2) 负责制订科室服务计划，制定标准作业流程，落实监测指标，改进服务质量。 (3) 负责就科室服务所需的空间、医疗技术、设备、人员配置及其他资源需求向相关委员会或职能部门提出建议。 (4) 负责撰写科室人员岗位说明书（护理人员的岗位说明书由护士长负责），负责制订与岗位说明书相符合的岗前培训及在职教育训练计划。 (5) 负责科室人员的绩效考核（护理人员的绩效考核由护士长负责），并以此作为聘任和选拔的依据。

续表

序　号	面谈模拟题目	回答人	回　答
24	在科室管理中，护士长需要做哪些工作？（GLD.9：科室管理办法）	分管护理的院长/护理部主任/人力资源部主任	根据《医院科室管理办法》，护士长要做的主要工作包括以下几个方面。 （1）负责撰写护理人员岗位说明书，负责制订与岗位说明书相符合的岗前培训及在职教育训练计划。 （2）负责护理人员的绩效考核，并以此作为聘任和选拔的依据。 （3）配合外包管理科室进行外包服务质量的监督及反馈。
25	科室服务计划是如何制订出来的，包括哪些内容？（GLD.10：科室服务计划制订准则）	院长/人力资源部	根据医院宗旨、使命及愿景，制订符合科室职责的个体性服务计划，并经科室充分讨论后拟定，由分管院长审核后交院长签发。该服务计划的内容包括服务范围、人员配备、员工资格、与其他部门之间的交流和合作、部门目标及服务质量改进计划。
26	临床指引及临床路径是怎样选择和实施的？（GLD.11.2：临床指引及临床路径选择和实施政策）	分管临床路径的院长/质控办主任	（1）从服务的对象和患者群中选择临床指引及临床路径，如选择本院服务范围内的临床指南/规范，临床科室可选择本专科前10位的诊断/手术操作的病种做临床指引及临床路径。 （2）采用国家专业规范的或具有公信力的专业学会制定的临床指引及临床路径，如卫计委更新的临床指南/规范（本院在开展诊疗服务的疾病）、卫计委规定8个单病种及卫计委下发的临床路径。 （3）医院在引进新的技术、用药和其他资源时，选择适当的临床指引及临床路径。 （4）临床指引及临床路径需经过实证的评估和具有权威来源的机构签署认可。 （5）临床指引及临床路径需经过医院正式的认证和采用。 （6）落实和衡量临床指引及临床路径一致性和有效性。 （7）人员需经过培训实施临床指引及临床路径。 （8）定期依据实证评核的结果修订临床指引及临床路径。

续表

序　号	面谈模拟题目	回答人	回　答
27	科室负责人如何参与外包质量管理?(GLD.6:外包管理办法;GLD.9:科室管理办法)	院长/院办主任	根据《外包管理办法》和《科室管理办法》,科室负责人(主要为护士长)要配合外包管理科室做好外包服务质量的监督及反馈,一是会同外包管理科室开展外包服务质量的检查和督促;二是会同管理科室与外包公司召开会议,讨论外包服务管理质量。
28	医院层级有哪些会议,哪些会议是用来传达医院任务及制度的?(GLD.3.2:医院内部沟通形式)	院长/院办主任	医院层级的会议主要有职工大会、职工代表大会、院长办公会议、行政办公会议、专题会议、各委员会议及院周会等。院周会主要用来传达医院任务及制度。
29	科室内部有哪些会议,哪些会议是用来传达医院任务及制度的?(GLD.3.2:医院内部沟通形式)	院长/院办主任	科室内部有晨交班、业务学习会及病例讨论等。院周会后第2天的晨交班主要用来传达院周会精神,包括传达医院任务及制度。
30	医院除了各种会议外,还有有哪些沟通载体,都有哪些功能?(GLD.3.2:医院内部沟通形式)	院长/院办主任	医院除各种会议外,还有其他的沟通载体。这些沟通载体包括以下几个方面。 (1) 医院内网:主要用于发布各种通知及医院动态信息,设有规章制度下载专区,公布医院现有制度以供员工查询、学习。 (2) 医院短信平台:用于发布各种通知、提醒及节日祝福。 (3) 医院广播系统:主要用于播报紧急事件或通知,如火警。 (4) 院务公开栏:主要公布“三重一大”制度实施情况以及与职工利益切身相关的事项。 (5) 电话急救呼叫系统:用于院内医疗急救的呼叫。
31	科室负责人如何应对科室资源(人力、设备及空间等)短缺问题?	院长/院办主任	科室负责人在应对科室资源短缺时,应向相关委员会或职能部门提出建议:针对所需空间,可报设施安全管理委员会讨论确定;当医疗技术、设备短缺时,报医学装备委员会讨论确定;当人员短缺时,报人力资源部。

续表

序 号	面谈模拟题目	回答人	回 答
32	医院的宗旨、愿景是什么？医院院徽的含义是什么？	院长/院办主任	宗旨：全心全意为人民健康服务。使命：以人为本，确保服务质量与安全。愿景：与国际接轨，打造宁波南部地区医疗中心，成为全国品质标杆医院。 医院院徽运用生动的形象构思和优美的艺术表现形式，结合医院自身特点，以蓝、白、红三色予以巧妙组合。上方正中是原国家卫生部制定的医疗卫生单位的统一标志；中间的白色十字表示我院是象山县的医疗中心和急救中心，一切工作要以患者为中心，以质量为核心；周边四颗红心代表广大医务人员对患者的爱心、耐心、细心和责任心。海、陆、空均以蓝色为主调，提示医院地处浙东滨海城市，同时寓意医院是救死扶伤的绿色通道，其环境要保持安静、清洁、严谨和祥和。白色海鸥由“X”和“Y”抽象构成，“X”和“Y”是“象”和“医”汉语拼音的第一个字母，且“医”与“一”同音，因此，海鸥可理解为宁波市第四医院(象山第一人民医院)的白衣天使。大海波浪和海鸥展翅飞翔意为经过几代人的努力，医院已成为宁波南部地区规模最大、综合实力最强的一所集医疗、教学和科研于一体的现代化医院，同时象征着医院伴随着国家前进的步伐，跨进了改革与发展的新时代！
33	如果发现有人在医院内吸烟，你会怎么做？(FMS.7：控烟制度)	分管院长	首先礼貌劝阻，说明本院是无烟医院，院内所有区域禁烟，若有烟瘾请到院外吸烟。如是烟瘾特别严重，或癌症末期及临终患者等，则可以放宽限制，先劝导其用电子烟、戒烟贴替代，病情允许者由家属或医护人员护送至院外吸烟，病情较重者可自备尼古清替代治疗(电子烟、戒烟贴及尼古清等可在当地药店购买)。
34	医院安全文化的关键特征是什么？(GLD.13)	分管质量的院长/医评办	医院安全文化计划的主要关键特征包括以下几个方面。 (1) 根据医院高风险作业的特性，以达成安全作业的一致性。 (2) 员工个人可以通报错误和近似错误，不需要担心受到谴责或处罚。 (3) 鼓励跨层级和跨部门的合作，来找出患者安全问题的解决方案。 (4) 组织资源的投入，如品质安全教育、通报文化等，强调安全关怀。

续表

序　号	面谈模拟题目	回答人	回　答
35	医院如何减少有效的住院天数？如果说可以把有效的住院天数降下来，那么还有必要扩张床位数吗？	院长	在我们医院扩建的同时，将通过以下措施来减少住院天数。 (1) 医生要严格掌握入院标准及出院标准。 (2) 医护人员从门诊开始做好出院计划，出院患者提前1天预约出院。 (3) 做好临床路径及单病种管理。 (4) 做好病区的平均住院天数目标管理，将缩短平均住院天数与绩效挂钩。 (5) 将平均住院天数作为院级质量监测指标，持续改进。 (6) 在门诊医生工作站可即时查到床位分布情况，防止床位闲置。床位协调中心科学统筹安排全院的床位。 (7) 下一步要开展的工作是开设日间病房。 (8) 进一步加强分院及社区转诊康复工作。利用“互联网＋”及移动医疗等手段，提供家庭社区服务，减少康复患者在医院的滞留。 如果说可以把有效的住院天数降下来，我们还是认为有必要适度扩张床位数。 (1) 依据《全国医疗服务体系规划纲要(2015－2020年)》，到2020年，我国千人数床位要达到6张，目前本地区医院床位数远不能满足患者的需求。 (2) 目前我院床位紧张，虽然我们已经实行医联体，但待床现象仍时有发生。 (3) 本地区内尚有20%的患者到上级医院住院。随着医院品牌及技术水平的提升，患者就近就诊率会提升，宁波南部地区的患者也会过来就诊住院，到上级医院诊治的患者也会逐步回转我院。 (4) 随着人口的老龄化，慢性病的发病率越来越高，患者会越来越多，社区及养老专科寓所远不能满足需求。 (5) 本地区病伤死亡数占前10位的疾病有恶性肿瘤、脑血管病、呼吸系统疾病、心脏病、损伤和中毒、消化系统疾病、内分泌疾病、神经系统疾病、传染病及精神障碍。近几年，这些疾病的发生有明显上升趋势。因此，非常有必要增加专科疾病床位

续表

序　号	面谈模拟题目	回答人	回　答
35	医院如何减少有效的住院天数？如果说可以把有效的住院天数降下来，那么还有必要扩张床位数吗？	院长	数，同时筹建一所现代化的综合肿瘤康复慢病中心。 （6）人们的健康意识强，就医意识也随之增强。 （7）宁波南部地区有200万人口，没有传染病专科医院。传染病患者是弱势的，而且有些传染病患者的转运会引起传染病的扩散。我院本着仁爱、公益的原则办院，为了满足患者的需求，新建了一幢现代化的感染大楼。

JCI正式访谈提问示例如下。

36	管理组委员问：医院有很多需要改善的地方，每个改善环节都有总计划，然后分工去做改善，每个大型机构都会同时有多个计划进行，但可能因为人力、财物及资金的原因不能做很多计划。由谁决定这个优先次序？	院长	按医院规划，医院每年有工作主题和战略计划，全院必须围绕医院的战略计划制定目标。首先，医院质量与安全管理委员会制定总规划；然后，各部门围绕医院总规划制订相应的计划、策略，通过上级及相应的委员会会议讨论，汇总到医院质量与安全管理委员会，其中有反复沟通过程；最后由医院质量与安全管理委员会和院长办公会议决策，尤其是优先级项目，依据选择原则进行抉择。如根据HVA评估方式，决定将急诊暴力事件作为第一优先改善项目。
37	管理组委员问：如果要看佐证资料和记录，由谁提供？是医院质量与安全管理委员会，还是卫计委或政府部门？	院长	由医院质量与安全管理委员会提供佐证资料和记录，卫计委也有批复函。
38	临床组委员问：院级如何将各指标往下推到各科室？	医评办主任	每年的12月22日，医院质量与安全管理委员会召开会议讨论次年院级优先级指标的选定计划，并将讨论结果送卫计局审批，卫计局于年底最后一周审核质量计划。医院于次年1月1日在全院正式公布实施指标监测计划。1月份，各委员会执行年初讨论指标整改计划，确核计划后提交报告给医院质量与安全管理委员会，如果推行过程中有问题，则随时召开会议协调解决。

续表

序号	面谈模拟题目	回答人	回答
39	临床组委员问：由哪个委员会或个人确定最及时、先进的循证原则？遵循何循证原则，确定哪些临床路径和临床指南？由谁负责收集？	分管临床路径的院长	由临床路径管理委员会确定最及时、先进的循证原则。 我院临床路径和临床指南的确定：一是按服务对象、人群疾病来选择临床指南及临床路径，如选择符合本院服务范围的临床指南/规范，临床科室根据本专科前10位诊断/手术操作的病种来选择临床指南及临床路径；二是选择专业规范的或具有公信力的专业学会制定的临床指南及临床路径，如卫计委规定的单病种和临床路径；三是在引进新的技术、药品和其他资源时，选择适当的临床指南及临床路径。 在实施临床路径前，临床路径管理委员会进行讨论，建立临床路径实施小组。在每个临床科室，由医生、护士组成质控小组，对所发布的路径和规范开展科室讨论，后结合电子化、信息化实施临床路径。临床路径和临床指南由科室临床路径质控小组负责收集。
40	在院长简报中提到，对急性心肌梗死患者进行PCI早期干预，2014－2015年的救治病例数上升，医院为4家医联体单位提供了援助。请介绍医联体是如何合作做早期干预的。	院长	医联体是医院想做的也是政府要求的，医院以科室为单位与社区医联体对接，每周定期到医联体单位进行指导、查房，很重要的是进行培训。总院医生不可能24小时在社区，加强培训可以提高社区医务人员对慢性病的管理和早期处置的服务能力。所辖居民能在当地就诊、住院，同时所在医院医护人员学会急性患者的早期处置，再通过医院绿色通道及时救治患者。
41	医疗组委员问：医院发展面临挑战，如资金、人员招聘等，贵院面临的挑战是什么？为此做了哪些努力？	院长	最大的挑战还是人才引进。人是第一要素，有人才能做好服务。本院采取很多措施留住、引进人才。本院的离职率与其他医院相比还是很低的，在这些离职人员中，离职率相对高的是护理。政府也采取了很多措施、政策，如：提供住房、安家费；本地学生外出读书如果回本地工作，学费由政府支付。关键还是要给人才搭建一个发展的平台，使他们能够发挥才能，要使他们有荣誉感，有家的感觉。

第二节　质量计划访谈

一、如何准备?

医院应该确认“医院质量计划访谈”会议的参与者。质量部门员工应该熟悉所有标准。评审委员将特别关心《JCI医院评审标准》(第5版)QPS章节的标准和在GLD章节标准中所指的衡量要素与改善措施,例如GLD.5、GLD.11与GLD.11.1的标准。在访谈的准备过程中,把标准转化为问题将十分有用。参与人员随后可进行模拟讨论,从而更好地应对各种可能提出的问题。

(一) 确认访谈参与人员

确认访谈参与的人员包括:①院长;②分管质量的院长;③负责品质改善的主任;④质量办公室成员;⑤负责FMEA汇报的主管;⑥负责警讯事件RCA汇报的主管;⑦负责数据验证示例汇报的主管;⑧负责成效分析示例的主管;⑨挑选院级优先级指标汇报的代表主管(IPSG指标/管理类指标/JCI指标库指标/临床路径指标/临床指引指标)各1名,其余院级优先级指标负责人于场外等候。

(二) 所需文件/材料准备

1. 数据验证示例(从JCI指标库中选一个做数据验证)。
2. 警讯事件的RCA和制订的行动计划(RCA改善案清单和示例)。
3. 样本工具,如数据收集工具、FMEA举例和RCA样本(空白样单)。

(三) 范例问题

- QPS.1 和 GLD.4:如何组织质量计划,以在质量促进与患者安全计划方面支持管理层?
- QPS.1:质量支持人员应接受什么类型的教育和培训?
- QPS.2:在质量改进过程中,质量人员如何为科室/服务部门领导提供支持?

● QPS.2,ME 4:质量人员如何帮助协调各科室/服务部门的指标?

● QPS.4:由谁承担实际的数据收集工作?

● QPS.5:请提供示例,以说明医院层面的优先改进活动是如何影响成本和(或)效率的。

● QPS.6:如何确定需要验证的数据,如何验证数据,由谁来执行数据验证工作?

● QPS.7:如有/发生警讯事件,由谁负责进行根因分析?

● QPS.8和QPS.9:由谁负责近似错误和不良事件数据的收集和分析?

● QPS.11:如何执行主动的风险管理程序,采用什么工具,涉及哪些人员,什么内容会被确定为潜在风险的示例?

二、质量计划访谈QA

序 号	面谈模拟题目	回答人	回 答
1	不同科室、不同部门的人都进行这部分改善吗?质量控制部门有哪些?	分管质量的院长	是的。从卫计局、院领导、科部主任、基层主管到员工,人人参与质量促进与患者安全计划。我们有院级指标63个,部门级指标162个。我院的质量控制部门有医评办和质控办。医评办负责全院质控信息统计、分析和反馈;质控办负责病历和临床路径的质量控制。
2	贵院质量改进办公室有几人?	医评办主任	共7人。其中,专职人员4人,兼职人员3人。
3	其他部门人员花多少时间参与质量促进工作?	医评办主任	(1) 辅导使用指标监测工作——全院各种子选手辅导科室指标,需时约为1小时。 (2) 协助资料数据验证——全院各种子选手辅导科室指标,需时约为1小时。 (3) 建立意外事件通报平台——信息科,需时为2个月。 (4) 建立指标监测平台——信息科,需时为1个月。 (5) 辅导运用品质改善工具,如SOP、5S、RCA和FMEA——全院各种子选手辅导科室品质改善工具,需时约为1小时。 (6) 根据指标监测数据(满意度、意外事件)及国内外指标数据比较——全院各种子选手辅导科室指标,需时约为1小时。

续表

序　号	面谈模拟题目	回答人	回　答
4	如何确保危害事件处理流程的正确实施？	医评办主任	员工若发生危害事件，则可通过以下两种途径通报。 (1) 医院内网：进入不良事件报告系统→根据不同事件进行分类通报→提交相关职能科室→职能科室调查后给予意见→提交至医评办。 (2) 匿名上报途径：纸质版填写→院长信箱→纪律监察室收集后提交至医评办。 医评办根据上述通报资料进行审核，根据异常风险矩阵评估(SAC)不良事件的“事件发生后对患者健康的影响程度”及“事件可能再发生的机会”进行分级。SAC评定为1级事件的，组织RCA小组进行RCA，制订行动计划并追踪成效；SAC评定为2级事件的，对每例进行PDCA改善，每季度汇整分析资料呈报医院质量与安全管理委员会，决议后每季度呈报给卫计局。
5	请提供去年一年中发生不良事件的数量。	医评办主任	2013－2015年，不良事件有839件；2015年，不良事件有378件。
6	全院无论发生在哪里的不良事件是否最后会汇总呈报给质控办？	医评办主任	是的。
7	质控办是否有收集跌倒数据？可以通过什么途径上报不良事件？	医评办主任	有在收集。 员工可以从以下两种途径上报。 (1) 医院内网：进入不良事件报告系统→根据不同事件进行分类通报。 (2) 匿名上报途径：纸质版填写→院长信箱→纪律监察室收集后提交至医评办。
8	去年的不良事件中包括跌倒事件吗？	医评办主任	是的，包括跌倒事件。
9	若发生产科婴儿失窃案，如何处理？	医评办主任/保卫科科长	我院未发生过婴儿失窃案。如果发生婴儿失窃案，按照婴儿失窃应急处理流程执行。科室立即拨打监控中心电话(8899)，上报领导，拨打110报警电话，监控中心立即启动全院广播，并通知保卫科及医院内其他保安做好各个出口的值守，全院巡查，调出相关时间段的监控，医务人员安抚家属并了解失窃婴儿的特征、情况，询问可疑人员，协助110民警查找婴儿。

续表

序　号	面谈模拟题目	回答人	回　答
9	若发生产科婴儿失窃案，如何处理？	医评办主任/保卫科科长	医院每年进行婴儿失窃防盗演练。如2015年1月29日20:30，根据婴儿防盗演练活动方案，由保卫科、护理部和产科医务人员参与本次演练，结果从婴儿的失窃到犯罪嫌疑人的抓获总共用时11分钟，比预计的15分钟少4分钟，婴儿被成功追回。主要问题：护士巡视病房的频率为每2小时1次，婴儿失窃的发现时间间隔较长，嫌疑人有足够时间携带婴儿逃窜；病区西侧楼梯为监控盲区，发现失窃后不能及时查询监控设施；工作人员更衣室未上锁，犯罪嫌疑人有机会偷窃工作服为实施犯罪提供条件。针对以上问题，我院做了以下改进： (1) 在5号楼四楼西侧和三楼西侧楼梯口各增设监控探头1个。 (2) 提高保安巡逻的频率，由原来的每天5次改为日间每3小时1次，夜间每2小时1次。 (3) 前夜班护士巡视的频率由每2小时1次改为每1小时1次。 (4) 对更衣室实施上锁管理。
10	工作中有没有工作实例，比如RCA等？	医评办主任	有。 2013年1月，麻醉科丙泊酚麻醉意外死亡事件RCA。 2014年4月，外四病区尿道肉阜术后导尿管无法拔除重入手术室RCA。 2015年1月，妇科病区子宫腺肌症术后4小时突发猝死RCA。 2015年3月，产后27小时新生儿颅内出血-脑疝事件RCA。
11	医院有医疗、护理或其他相关专业的实习生吗？这些实习生如何参与质量促进？	医评办主任 科教科	我院有医疗、护理和药剂专业实习生。 我院为所有专业实习生提供质量促进和患者安全岗前教育。通过教育，使学生熟悉国际患者安全目标(IPSG)、意外事件通报、质量促进与患者安全(文化)管理计划、医院安全文化及IMSAFE等主要内容，以规范所有实习生及受训学员，促进其遵守医院照护政策，确保为病患提供符合医院政策的医疗照护质量和安全。培训后，对每个学生进行考核，80分以上为合格。

续表

序　号	面谈模拟题目	回答人	回　答
12	如何收集到手卫生数据，如何确认数据的正确性？请说明数据收集的过程。	医评办主任/院感科	手卫生数据收集：全院28名感控员每月依据手卫生依从性查核表的项目，现场观察各医务人员的手部卫生执行情况，及查核其是否正确洗手。手卫生数据验证： （1）对感控员进行培训，培训内容包括督查方法、填写方式，避免资料填写不完整。 （2）专职感控员对回收资料进行正确性确认，并进行统计。 （3）对每月稽核的资料在确认数据正确后，将统计结果上报至医院感染管理委员会并通过后，公告于医院内网院感通讯专栏，每季度以通讯形式发放至临床各科室。
13	贵院如何确认和验证它的数据？	医评办主任/院感科科长	（1）由另外的人员再次收集数据，且新的数据收集人员未参与前面的数据收集。 （2）运用系统性的抽样方法，如果所衡量的对象样本数很少，则采用100%样本。 （3）将初次收集的数据与第二次收集的数据相比较。 （4）将数据除以相关数据总数，再乘以100%，依次计算数据的正确性。数据的正确性以达到90%为目标值。 （5）如果所收集的数据元素不是一致的，则找出原因（例如数据定义不精准等），并实施纠错行动。 （6）收集实施矫正措施后的资料，确保数据达到正确性。
14	在何种情况下，数据需要经过验证？如何验证这些数据，要验证哪些？请举例说明。	ICU主任/医评办主任	在下列这些情况下，需要做数据验证。 （1）采用新的监测指标。 （2）院外机构或网站公告的临床指标数据。 （3）现有指标数据收集工具或数据采取的方式发生改变。 （4）现有指标数据的结果出现无法解释的变异。 （5）数据源发生改变，如部分病历数据已改为电子病历格式，书面和电子数据并存时。 （6）数据收集的主体改变，如患者的平均年龄、合并症、研究方案变更，实施新的临床指引，引进新的技术或治疗方法。 数据验证示例： ICU患者接受静脉血栓预防比率的数据

续表

序　号	面谈模拟题目	回答人	回　答
14	在何种情况下,数据需要经过验证？如何验证这些数据,要验证哪些？请举例说明。	ICU主任/医评办主任	验证:首先确定数据是否需要验证,因为ICU患者接受静脉血栓预防比率是ICU2014年新的监测指标,符合数据验证条件。为确保收集到良好和有用的数据,需要建立ICU患者接受静脉血栓预防比率的内部数据验证程序。要从ICU患者接受药物抗凝、机械预防、无预防措施有病程记录、符合静脉血栓预防的入选条件四个方面进行数据验证。验证程序如下。 (1) 确定第一方数据收集者:各管床医生每天负责登记收住和转入ICU患者的信息,及静脉血栓预防措施执行情况与查检表。 (2) 在验证初期增加第三方科主任验证,以保证数据的可靠性和有效性:在指标开始初期,由质控医生和科主任偕同对病例验证结果的一致性进行1个月的审查,科主任和质控医生对ICU患者接受药物抗凝、机械预防、无预防措施有病程记录、符合静脉血栓预防的入选条件四个方面进行数据验证,一项填写不正确即为不符合病例,数据验证正确结果如下。 ①科主任和质控医生验证数据差异:在34例病例中,科主任发现有2例患者有物理预防措施未记录,1例病例无预防措施而在病程记录中有记录、在静脉血栓预防措施执行查检表中无记录,查验共31例数据收集正确。 ②质控医生查出记录者的差异:在34例病例中,质控医生发现有2例患者有物理预防措施未记录,查验共32例数据收集正确。 • 科主任和质控医生的数据准确率=科主任查验正确的例数÷质控医生查验正确的例数×100%=31÷32×100%=96.87%[≥目标值(90%的准确率),符合数据验证要求]。 • 质控医生和管床医生的数据准确率=质控医生查验正确的例数÷管床医生记录正确的例数×100%=32÷34×100%=94.17%[≥目标值90%的准确率,符合数据验证要求]。

续表

序号	面谈模拟题目	回答人	回答
14	在何种情况下，数据需要经过验证？如何验证这些数据，要验证哪些？请举例说明。	ICU主任/医评办主任	(3) 第二方质控医生数据收集验证与第一方管床医生数据收集的一致性：质控医生在将病历送回病案室前，对所有病例和记录单数据进行验证（有问题可随时与科主任讨论确认）。 (4) 质控医生汇总：质控医生每月汇总后将汇总表上交，科主任根据汇总表与医院病案统计管理系统进行比对，数据相符即为有效，并确认签字。 数据验证结果：2014年1月－2015年10月，每月数据验证结果的正确性≥目标值（90%的准确率），符合数据验证要求。 不一致数据整改措施如下。 (1) 在指标收集初期，科主任和质控医生协同审查病例验证结果的一致性，若存在问题，则及时沟通和开展培训。 (2) 质控医生在后续审查病历时，有问题随时与科主任讨论确认。 (3) 科主任每日查房发现问题，及时与管床医生和质控医生沟通并修正资料，保证数据的正确性达到100%。

JCI正式访谈提问示例如下。

<table>
<tr><td>15</td><td colspan="2">贵院网站上有没有公布质量改进的指标？</td><td>医评办主任</td><td>医院内网上有质量指标公告平台。</td></tr>
<tr><td>16</td><td colspan="2">在公布这些指标之前，是否验证过这些资料的正确性？</td><td>医评办主任</td><td>是的。</td></tr>
<tr><td>17</td><td colspan="2">资料是对内发布，还是对外发布？</td><td>医评办主任</td><td>资料对内发布。</td></tr>
<tr><td rowspan="2">18</td><td rowspan="2">××科×××术后4小时猝死事件RCA改善案</td><td>(1) 这是科室的RCA，还是医院的RCA？</td><td rowspan="2">科主任</td><td>这是科室的RCA。</td></tr>
<tr><td>(2) 请报告一件RCA改善案</td><td>××科×××术后4小时突发猝死，死亡原因为肺栓塞，对此进行RCA。对此事件，45天完成分析报告，现采取如下的改善措施。
(1) 建立手术患者血栓评估工具，对18岁及以上的手术患者进行血栓风险筛查。</td></tr>
</table>

续表

序 号	面谈模拟题目		回答人	回 答
18	××科×××术后4小时猝死事件RCA改善案	(2) 请报告一件RCA改善案	科主任	(2) 制定围手术期血栓预防的SOP,教育训练手术医生和病区护士。 (3) 落实血栓预防措施,购置手术科室的物理预防装置(足底静脉泵+间歇充气加压装置),所投入的资金预计为60万元。 (4) 优化完善医院SEWS和急救小组日常管理,修订急救制度,加强培训和演练,建立急救培训基地和本院导师资质,所投入的资金为200万元。 (5) 目前,全院手术科室血栓预防遵从率达100%。
		(3) 这是在什么时候发生的?	科主任	2015年1月6日。
		(4) 这位患者后来怎样?	科主任	死亡。
19	贵院最近有没有发生高危事件、警讯事件?		医评办主任	有。2015年的高危事件是急诊暴力事件,对此进行了FMEA改善。2015年,发生2起警讯事件:1月,××科×××术后4小时猝死事件;3月,××科××××颅内出血-脑疝事件。对此都进行了RCA改善。
20	贵院有没有临床路径?		医评办主任	有。
21	产科正常分娩临床路径	(1) 这是什么临床路径?	产科主任	产妇正常分娩临床路径。
		(2) 医院为何要选择这个临床路径?		正常分娩是医院住院产妇的首位诊断,在产科诊断中排名第一位。为规范产科正常分娩的诊疗流程,有效利用资源,以缩短患者平均住院天数,控制住院费用,降低产妇剖宫产率,我院选择平产临床路径。这是因为患者量大,诊疗流程不统一,平均住院天数及住院费用难控制,剖宫产率居高不下,所以我院根据《国家产科临床路径》(2010版)制定了标准化的正常分娩的临床路径。
		(3) 对一般的患者选择什么麻醉?		选择硬膜外麻醉。
		(4) 在做手术前,有和患者沟通手术方式等吗?		有的。

续表

序　号	面谈模拟题目	回答人	回　答
22	贵院有几个临床路径，住院几天？	质控办主任	按实际实施情况回答，住院天数根据病种不同而不同。实施临床路径病种的住院天数均低于未实施临床路径病种的住院天数。

第三节　感染控制系统追踪

一、如何准备？

医院应该确认“感染预防与控制（PCI）访谈”会议的参与者。医院领导层除应该熟悉所有的标准外，在参与评审前，还应该仔细阅读《JCI医院评审标准》（第5版）PCI章节和《JCI医院调查程序指南》（第5版）“感染预防与控制（PCI）访谈”问题示例，并将问题示例转化为PPT简报和QA形式，以便参与人员进行模拟讨论与训练，使他们更好地应对评审委员在访谈中可能提出的问题。

（一）确认访谈参与人员

确认参与访谈的人员包括：①主管院长；②院感科科长；③感染科主任；④护理部主任；⑤医务科科长；⑥总务科科长；⑦设备科科长；⑧基建科科长；⑨防保科科长；⑩手术室护士长；⑪ICU主任；⑫药学室主任；⑬供应室护士长；⑭内镜室护士长；⑮血透室护士长；⑯新生儿科主任；⑰微生物室质控人员。

（二）所需文件/材料准备

1. 院感质量管理系统简报。

2. 上期JCI评审缺失项目的改善报告。

3. 说明系统性改善优先级的文件，如院感风险评估、院感监测计划及PDCA质量改进计划与报告。

4. 院感监测数据资料，如每季度的院感通讯（全院的感染发生率、主要感染菌种及其耐药情况、手卫生监测及环境监测等）。

5. 医院感染管理委员会的会议记录。

6. 院感管理的计划与总结。

（三）问题范例

● 谁是感控计划最主要的统筹者？

● 医院感染管理委员会能决定哪些重大事项？

● 本院针对医院感染控制有风险评估吗？最先需要解决的院感方面的问题是什么，怎样解决？

● 本院的感染率是多少，如何下降医院感染率，预计下降率是多少？

● 本院有没有重复使用一次性用物？为什么这几个可以重复使用？为什么要重复消毒，可以重复用几次？怎样决定它的使用次数？谁来确认这些物品可以使用没有问题？

● 在感染控制计划中，院方提供哪些帮助（指人力、物力的供给）？

● 浙江省有什么疫情？针对疫情有什么防范措施？发现新兴传染病如何处理？简述新兴传染病防控演练过程及检讨改进。

二、感染控制系统追踪QA

序　号	面谈模拟题目	回答人	回答答案
1	医院只有一个手术室吗？由你一人管理吗？	手术室护士长	医院有一个门（急）诊手术室和一个住院手术室。门（急）诊手术室由副护士长主管。
2	医院感染管理委员会成员中有门诊代表吗？	院感科科长	有。门诊护士长为医院感染管理委员会成员。
3	医院感染管理委员会有急诊科的代表吗？	院感科科长	有。急诊护士长是医院感染管理委员会成员。因行程冲突，今日访谈未到场。
4	若发现传染病，怎样执行上报？	防保科科长	若发现甲类传染病，以及乙类传染病中的肺炭疽、人感染高致病性禽流感、传染性非典型性肺炎（SARS）及脊髓灰质炎的患者或疑似患者，应立即电话通知防保科，并立即通过医院内网填写传染病报卡；防保科人员要求在2小时内向县疾控中心报告。

续表

序　号	面谈模拟题目	回答人	回答答案
4	若发现传染病，怎样执行上报？	防保科科长	若发现其他乙类传染病和丙类传染病，应于24小时内报防保科。
5	具体的上报体制是如何的？上报防保科后，医院感染管理委员会如何知晓？	防保科科长	上报防保科后，我们上报副院长及医院感染管理委员会，并在医院内网公告。
6	院感科就你一人吗？你休假怎么办，如何协调院感工作？	院感科科长	院感科有3名专职人员，如果有人休假，另外两个人会处理科室工作。关于院感协调工作，由医院感染管理委员会执行。
7	在做院感风险评估时，是否医院感染管理委员会的每位委员都要参与？	院感科科长	是的，每位委员都参与。
9	有无做外部风险评估？	分管院长	外部风险评估由疾控中心完成。疾控中心会做传染病等相关风险的评估，并分发至我院。
10	在疾控中心发布消息时，谁会第一时间接收到？	防保科科长	防保科。
11	本地区内有本地特色传染病，医院如何对这些传染病进行评估？	分管院长	本地传染病由本地疾控中心进行监测和评估，而不在医院进行。
12	要求看院感工作2015年总结和2016年工作计划。	院感科科长	展示相应资料。
14	关于埃博拉病毒感染、中东呼吸综合征，医院有何应对？	院感科科长	全院培训学习中东呼吸综合征及埃博拉病毒的防控知识，并进行演练。
15	若有埃博拉病毒感染、中东呼吸综合征患者发病，贵院急诊科有无收住能力？	院感科科长/感染科主任	我院急诊科无收住能力。若高度怀疑为埃博拉病毒感染、中东呼吸综合征患者，会立即收住负压隔离病房。
16	若接到疫情，贵院是否有紧急处理包？	防保科科长	有。医院配备了5个应急处理包，里面有紧急处理时用的防护装置及处理工具。
17	有无员工疫苗接种？	防保科科长	有。每年给员工做一次体检后，对无乙肝抗体者进行乙肝疫苗接种，对重点人群进行流感、麻疹和水痘疫苗接种。
18	流感疫苗接种率为多少？	防保科科长	76.7%。

续表

序　号	面谈模拟题目	回答人	回答答案
19	对接触食物的员工有什么检查？会不会筛查寄生虫？	防保科科长	接触食物的员工由疾控部门统一做健康证。健康检查中有此检查项目。
20	现在医院有一个建筑正在建是吗？有院感控制计划吗？	基建科科长/院感科科长	有的。向评审委员展示该项目有关院感控制计划的资料。
21	有锐器伤的数据吗？	防保科科长	2015年，全院一共上报20起锐器伤。（展示调查分析资料）
22	对锐器伤，贵院有什么改进措施？	防保科科长	改进措施主要有加强培训、规范操作、改进流程及使用安全针具等。
23	现在ICU呼吸机相关肺炎感染率为多少，上呼吸机的患者多吗？建议：必须降低感染发生率，希望该数据在3年后更低。	ICU主任	我院使用呼吸机患者的每千日导管感染发生率为7.2‰，这在本地区是比较低的，但是我们的目标是将感染发生率降至国际标准。
24	在感染预防措施中，有一项为床头抬高30°～45°。请问何时抬高30°，何时抬高45°，有何区别？请回去调查一下。一般调节在30°，在进食时可能是45°，这样是否会降低感染发生率？后续可继续调查研究。	ICU主任	根据指南，30°～45°都可以。医护人员会根据病情调节床头的高度。两者并没有太大区别，比如对脑外伤患者我们就会相对调低床头的高度。
25	查看一次性复用材料资料。	院感科科长	本院的3个部门有一次性复用材料，即尿动力、手术室和内镜中心（根据医院实际使用情况回答）。
26	贵院对所有切口都有监测吗？	院感科科长	我院对所有切口都有监测，而且无菌切口是我们优先监测的项目。
27	手术切口的感染率是多少？	院感科科长	2015年，Ⅰ类手术切口的感染率为0.2%。(分子是Ⅰ类手术切口感染的例数，分母是所有Ⅰ类手术的例数）
28	贵院是否有做院感巡查？	院感科科长	有。有做科室自查及院感科巡查。
29	院感巡查结果怎样，多久发布一次？	院感科科长	（展示巡查记录结果）在医院内网及院感通讯上，每季度发布一次。
30	若突然涌入大量空气传染病患者，医院是否有流程？(关于PCI.8.1和PCI.8）	院感科科长	有流程。(展示《新兴传染病处置规程》《突发公共卫生事件应急预案》）

第四节　药品管理系统追踪

一、如何准备？

医院应该确认“药品管理系统追踪访谈”会议的参与者。参与者在参与访谈前应该仔细阅读《JCI医院评审标准》(第5版)MMU章节及IPSG.3和IPSG.3.1部分的衡量标准及要素，同时还需仔细阅读《JCI医院调查程序指南》(第5版)中的“药品管理系统追踪访谈”问题示例，并将问题示例转化为PPT简报和QA形式。为了对评审委员可能提出的问题回答更有把握，参与人员还可以进行模拟讨论。

（一）确认访谈参与人员

确认参与访谈的人员包括：①主管药事的院长；②药剂科主任；③药剂科各部门主任[包括住院药房、门(急)诊药房、中药房及临床药学室等]；④药剂科质量改进团队骨干成员；⑤医务部主任；⑥护理部代表；⑦医生代表；⑧营养师代表；⑨医学装备部代表；⑩信息科代表；⑪检验科代表。

（二）所需文件/材料准备

1. 涉及药品的所有制度。
2. 年度药品系统回顾评估文件及新药评估相关资料。
3. 院级/科室收集的药事指标，对所收集到的医院药品管理系统和程序表现方面的监测数据所做的分析评估及改善措施，尤其对高警讯药品使用、用药差错及药品不良反应等需有重点监测及评估。
4. 药事管理与药物治疗学委员会会议记录。
5. 药事管理系统简报。

(三) 讨论和专项追踪期间可能探讨的问题

- 药品的选择、采购和储存,包括IPSG.3。
- 医嘱的录入、转抄和IPSG.2。
- 准备和配制。
- 药品管理和IPSG.1。
- IPSG.5和IPSG.6的监控和遵从情况。
- 药品不良事件的监测,包括给药错误和不良反应。
- 系统的数据收集、分析和评估以及所采取的措施。
- 患者和员工的药品相关培训。
- 与药品管理相关的信息管理。
- 所有的药品管理和使用标准。

二、药品管理系统追踪QA

序 号	面谈模拟题目	回答人	回 答
1	医院内由谁监督管理药品使用情况?	分管药事的院长/药剂科主任	由药事管理与药物治疗学委员会负责监督管理全院药品使用情况。
2	最近有无对药事系统进行回顾并记录,多久做一次?之前一次是在何时做的?	药剂科主任	有回顾。最近一次是在2016年1月。一年做一次。之前一次回顾是在2015年1月。
3	若药品目录要增加新药,如何操作?	分管药事的院长/药剂科主任	(1) 首先由各临床医生填写《新药申请表》,重点阐明申请的理由并签字,交给药剂科。 (2) 药剂科负责对新药做综合分析,并交给药事管理与药物治疗学委员会的初审专家组进行初审。 (3) 将初审通过的药品交给药事管理与药物治疗学委员会,该委员会组织专家进行讨论和评议,结果采取不记名投票方式,得票率≥2/3的为通过。
4	贵院有无放射性药品?	药剂科主任	没有。

续表

序　号	面谈模拟题目	回答人	回　答
5	如何获取药品说明书信息？	药剂科主任	（1）在医院内网发布现有药品的详细信息，如《药品目录》《处方集》。医生、护理人员与药学人员等与药品使用直接相关的人员可随时登陆医院内网查阅药品相关信息。 （2）医生、护理人员与药学人员可以通过合理用药软件获取药品详细信息。 （3）医生和护理人员在各自工作系统中点击药名就会显示该药品的说明书等。
6	医生或护理人员如何获得药品信息？	药剂科主任	有多种方式：①医院内网；②合理用药软件；③处方集；④电话咨询药房药师；⑤药讯杂志。
7	药剂科有没有药品储存仓库，由谁看管药品进出？	药剂科主任/药库负责人	有药品储存仓库。有专门的药库管理员，有门禁系统，非药剂科人员只有在药库管理员确认下才能进入。
8	药品冰箱若温度异常，会报警吗？	药剂科主任/住院药房主任	会报警。医院有药品冰箱温度超标处理流程。 （1）全院所有冰箱的温度通过信息系统统一连在监控室进行监管。 （2）冰箱温度都实时记录在电脑系统上，温度若超标，电脑系统会给科室专管员手机发短信提醒。 （3）每天还会人工查看冰箱温度是否正常。
9	如何保证科室备用药品的质量？	药剂科主任/住院药房主任	（1）储存备用药品的各区域每日须对药品储存区域环境进行监控（包括治疗室室温、湿度以及药品冰箱温度）并留有记录。 （2）护士每月对药品逐一进行有效期检查，将有效期小于6个月的药品送至药房更换。 （3）药剂科每季度对科室备用药品的管理情况查核一次。
10	如何保证病区常备药品的储存安全？	药剂科主任/住院药房主任	（1）病区治疗室设置有门禁系统，可防止外来人员轻易进入药品储存空间；对高危药品，定位区隔储存，并有明显警示标识；对麻精药，须专柜上锁；移动药车随时上锁。 （2）对病区常备药品，每日进行基数管理。 （3）科室配有智能化自备药储存车。

续表

序　号	面谈模拟题目	回答人	回　答
11	急救药品如何获得？夜间如何获得超出病区存药范围的急用药品，有药师24小时值班吗？	药剂科主任/护理部代表	急救药品的获得： (1) 在各个病区均设置有急救车，急救车中储存有全院统一品种、规格和数量的急救药品。 (2) 病区急救药品回补方案为以盒换盒制度：在临床发生急救时，通知护工领取新的急救药盒[病区，白天到病区药房领取，夜间到急诊药房领取；门(急)诊各单位到急诊药房领取]，抢救结束后将使用过的药盒(医生下医嘱，护士附上用药清单)送回药房，药师核对后接收。护工到药房领取新药盒，药房当班人员在发出药盒时，需要在《急救药盒更换登记表》做好登记，并在科室送回药盒时检查药盒并核对医嘱。 夜间要获得超出病区存药范围的急救药品，可到急诊药房。急诊药房24小时值班，即时供应急用药品。
12	如何辨别相似药品？	药剂科主任	医嘱信息系统有“XX药为相似药品”的提示，发药系统有紫罗兰色提醒。相似药品有相似药品的标签，摆放时尽量相隔一定的距离，不靠近摆放。
13	如何存放高浓度电解质液？	药剂科主任	除药剂科外，全院任何单位都不允许存放高浓度电解质液。在药剂科内，有专门的高浓度电解质液的储存区域和标签。
14	在药品审核系统内能否整合患者的身高、体重等信息？	临床药学室主任	能。当医生在药品审核系统内输入体重和身高时，系统会自动换算出体表面积。
15	哪些药品在开医嘱时需要按照体重来计算剂量？	临床药学室主任	化疗药物、抗菌药物、儿童用药及静脉营养等需要按照体重来计算剂量。信息系统会对药品进行设置，没输入体重就开不出处方。
16	贵院是否有系统性的防止医嘱错误的机制？	药剂科主任/临床药学室主任	(1) 对于高危药品、易跌倒药品和相似药品，医嘱有相应提示。 (2) 医嘱系统内嵌合理用药系统。当有不合理用药时，合理用药系统会有提示讯息。

续表

序　号	面谈模拟题目	回答人	回　答
17	如何执行口头医嘱?	医生代表/护理部代表	口头医嘱只允许在急救时和手术时使用。执行口头医嘱流程:医生下达口头医嘱,接听护理人员记录口头医嘱内容并回读,经下达医生确认后执行;在执行口头医嘱时,需双人核对;护理人员在执行后即刻记补执行时间及内容,并签名确认;在抢救结束后,医生必须即刻补记医嘱(在医嘱单上注明下医嘱的时间并签全名)。在执行口头医嘱的注射医嘱时,保存液体瓶、安瓿,以便核对口头医嘱时使用。
18	允许使用"必要时(PRN)"医嘱吗,在什么情况下可以使用?	临床药学室主任	允许使用必要时医嘱。在高热、疼痛、手术超过规定时间、出血量大于1500毫升等情况下可以使用必要时医嘱。
19	药剂师怎样审核重复用药和药物配伍禁忌?	临床药学室主任	(1) 合理用药软件根据药品说明书设置了较多的规则,可以拦截大部分的重复用药和配伍禁忌。 (2) 药剂师在审方时会对药品重复使用和药物配伍禁忌等情况进行审核。
20	药师在审核药品处方合理性时,除考虑药品之间的相互作用外,是否还需考虑药品与食物间的相互作用?	临床药学室主任	需要。 对于与食物有相互作用的药品,可将信息系统内的服药时间设为饭前或其他空腹时间点。 目前,在院内药品中,与食物交互作用影响较大且证据数据较多的药品是华法林,我们有跟营养科开会讨论相关处理措施。我们还整理出药品与食物交互作用的清单,并做成海报、PPT等进行宣教。
21	如何管理患者自给药品?	护理部代表	不主张住院患者自我给药。仅在经医生评估允许的情况下,对支气管扩张药的吸入剂、漱口水、外用药膏、滴眼液、滴鼻液及滴耳液等,允许患者自我给药。我们会首先评估患者的自我给药能力,并告知药品知识及如何记录给药情况;当确认患者有能力自我给药后,我们会将药品和自我给药记录单发给患者,由患者自行记录每次给药情况,护士每班去核查确认。

续表

序　号	面谈模拟题目	回答人	回　答
22	自备药使用流程如何？	医生代表/护理部代表	患者自备的药品由医生确认是否继续使用。如不需要使用的，则使用本院内同类药品代替或停用。如确需使用的，则医生应请患者签署自备药知情同意书并开具医嘱（选择“自备”），再将药品交由护士保管；由护士以患者为单位在专有区域按说明书要求存放；当需使用该药品时，由护士给药并留有记录。
23	需执行双人核对的药品有哪些，何时核对？	护理部代表	在给予高浓度电解质液、胰岛素类、肝素、化疗药品、麻精药品时，及给1个月龄以下的新生儿给药时，都应执行双人核对。在化药和给药时，都要执行双人核对。
24	如何给药，给药后如何监测？	护理部代表	在给药前，核查患者姓名、出生年月日等，再次核对药品（适应证、患者信息、品项品种、剂量、给药途径及给药时间）。 监测：在口服给药后1小时，注射剂给药后半小时后，观察患者反应，若有异常，则应做好记录。若有易致跌倒药品或其他容易对患者造成影响的药品，应告知患者引起注意。在输注完液体后，护士会做评估记录，评估患者有无恶心、呕吐，评估患者生命体征及输注部位是否有红肿等。
25	如何监测不良反应，如何上报？	护理部代表	护士在给药后需要观察患者的反应，若有异常，医护人员需进行评估并处理，同时在病历中记录发生的经过和诊治的过程，填写《药品不良反应报告表》并通过医院内网上报，严重的应通知临床药学室。临床药师初步评价、核实、确认并上报，对所报告的ADR分析通过《药品通讯》反馈给临床。
26	无论医生、护士还是药师发现不良事件，都有上报方式吗？	医生代表/护理部代表	有。均可通过医院内网上报。
27	报上来最多的药品不良事件有哪些？	药剂科主任	最多的药品不良事件有药师的发药错误、护理人员发现的近似错误和给药错误。

第五节　供应链管理和循证采购访谈

一、如何准备?

医院应该确认“供应链管理和循证采购访谈”会议的参与者。评审委员们将关心《JCI医院评审标准》(第5版)中GLD.7/GLD7.1章节的标准,讨论医院如何对采购(医疗设备、药品)和资源(技术、人力)的使用进行决策,同时会就这些决策对质量与安全的影响的相关信息进行讨论。医院领导层对供应链的质量和安全的了解很重要。评审委员们将询问医院领导层如何利用供应链相关的数据与信息,以保护患者和员工免于受污染、假冒或被替换产品的危害。在访谈的准备过程中,把标准转化为问题将十分有用。参与人员可进行模拟讨论,以更好地应对各种可能提出的问题。

(一)确认访谈参与人员

确认参与访谈的人员包括:①院长;②分管院长;③护理部主任;④药剂科主任;⑤医学装备部主任;⑥人力资源部主任;⑦设备负责采购人员;⑧药剂科负责采购人员;⑨财务部主任;⑩骨科主任;⑪手术室护士长。

(二)所需文件/材料准备

所需准备的文件/材料是重大采购决策示例的数据和信息。

(三)问题范例

● GLD.7,ME 1:什么类型的数据会被用于引导有关采购和技术资源使用的决策?

● GLD.7,ME 3:如何制定有关人力资源的决策,例如人员的增加或精简?员工是否参与采购决策的制定过程?如果参与了,是如何参与的?如何就员工所使用的采购物资对其进行培训?

- GLD.7,ME 4:在进行新的采购前,会做哪种评估,例如采购新的药泵或心脏监测仪?
- GLD.7,ME 5:在制定资源决策时,医院采用了哪些专业机构和其他权威机构的建议?
- GLD.7.1,ME 1:供应商的挑选流程是什么?
- GLD.7.1,ME 2:你使用何种程序调查供应商的诚信度?
- GLD.7.1,ME 3:你拥有的供应链知识如何影响你的采购决策?
- GLD.7.1,ME 4:你如何对重要的医疗用品进行跟踪以防止转用或替换?

二、供应链管理和循证采购访谈QA

(一)人力资源供应链访谈QA

序号	面谈模拟题目	回答人	回答
1	如何对物资采购人员进行培训?	药剂科主任/总务科科长/医学装备部主任	医院每年对采购人员有采购方面知识的在职教育培训,并将培训结果记录在《员工教育手册》中。
2	如何确定人力资源需求的决策?	人力资源部主任	(1)每年11月,科室主管填写《科室人员需求申报表》,包括新增岗位或缺编岗位人员需求。 (2)护理人员向护理部申请,医生向医务科申请,医技科室和行政后勤科室人员向人力资源部提交《科室人员需求申报表》。 (3)人力资源部汇总人员需求数,会同相关部门讨论拟定,报院长办公会议审核通过后,制订年度人力编制计划,按照年度人力编制计划招聘人员。 (4)平时,当科室提出人员需求时,也是走一样的流程。
3	人员增配和减配原则是什么?举例说明。	人力资源部主任	人员增配原则:除增补缺编人员外,考虑以下因素。 (1)医生人员:业务量增加,新业务、新技术开展,人才梯队建设,人员储备。 (2)护理人员:实际使用床位数增加,业务量增加,人才梯队建设,人员储备。

续表

序 号	面谈模拟题目	回答人	回 答
3	人员增配和减配原则是什么？举例说明。	人力资源部主任	(3) 医技人员、行政后勤：出缺抵补，工作量增加。 减配原则：业务量减少，工作量下降，科室合并，工作外包。 护理人员的配制原则按照《护理人员岗位分配与调配制度》，各类护理人员配备标准如下。 (1) 住院病区护理人员总数＝核定床位数×床位使用率×0.4。 (2) 重症监护病房（新生儿监护病房）护理人员总数＝核定床位数×床位使用率×2.5。 (3) 手术室护理人员总数＝手术床位数×3。 (4) 产科护理人员总数＝核定床位数×床位使用率×0.4。 增配举例：因感染大楼搬迁，医疗业务量增加，且二胎开放，产假增多，今年已招聘护士46名。 减配举例：洗衣房外包，减配员工11名，并解除劳动合同关系。

（二）设备耗材供应链访谈QA

序 号	面谈模拟题目	回答人	回 答
1	医院有高风险医疗设备清单吗？	医学装备部主任	有。我院的高风险医疗设备有生命支持设备和抢救用医疗设备，如除颤仪、呼吸机、麻醉机等。
2	在采购医用卫生材料时，可以从政府中标目录里面挑选，那么对医疗设备，政府有这样做吗？	医学装备部主任	没有。对于医疗设备，政府没有统一招标，但医院委托政府招标采购。
3	在医用卫生材料到货后，医院是否有查验其是不是真品，是否有污染或破损？	医学装备部主任	在购置医用卫生材料前，首先收集供应商相关资料、三证等，同时在国家食品药品监督管理总局（CFDA）网站查询相关信息是否属实，特别关注不良事件及警讯事件；在医用卫生材料到货验收后，按照规范标准验收，以确认其是否为真品；在验收过程中，若发现有污染或破损，应立即进行调换。

续表

序　号	面谈模拟题目	回答人	回　答
4	因为现在采购到的医用卫生材料(植入性材料)有可能是假的,也有可能是高仿的,所以JCI越来越重视这类问题,贵院是如何知晓所收到的医用卫生材料(植入物)有没有问题,品质如何,有没有被调包的?	医学装备部主任	您所问的一系列问题应该是我们对医疗器械的外部监管问题,这方面较以往已经有了许多改进。 举个例子:我们有一个曾在用的进口人工晶体(植入性材料),该产品在国内经代理商逐级授权,且资证齐全,都附有单位红章及法人签字。我院对该产品进行合格验收并使用数月之久。一次偶然的机会,我们需联系国内总代理,请其提供临床指导,才得知我院在用产品并不属于正规进口代理的,而属于走私品。 在发生这件事以后,我们逐一打电话给每个植入性材料的国内总代理,确认在用的植入性材料产品资证的真实性,并将已发生的案例上报至CFDA。
5	采购网上是否有关于质量的信息?	医学装备部主任	有的。在CFDA网站上均可查询到有关质量的信息。我科室每周查询CFDA网站上公布的不良事件及警讯事件,订阅FDA和ECRI关于不良事件及警讯事件的报告。
6	在决定购买医用卫生材料、设备前,会参考哪些资料?	医学装备部主任	会参考省、市中标目录中的产品,或者参考其他医院在用的品牌和型号,以及生产商与供应商的产品注册证和公司三证(营业执照、生产企业许可证及经营企业许可证)。
7	医用卫生材料的提供者是本地的制造商还是供应商?	医学装备部主任	部分医用卫生材料的提供者是本地制造商。而大多数是省内的供应商,部分进口产品是由国内代理商提供的。
8	产品怎样验收?要验哪些项目?假设从北京运到宁波的医用卫生材料需要冷藏,当运到时的温度是对的,如何确保路途中的温度是正常的?	医学装备部主任	产品到货后由采购员和库管员共同验收,包括产品名称、规格型号、注册证、生产日期、灭菌日期及有效期,进口产品还需提供中文标签等。如检验试剂对储存温度有要求,验收时还要包括到货的存储温度记录单。这个存储温度记录单是由温度计电脑全程监控记录的,到货打印出来作为验收依据,做到全过程冷链管理。
9	在检查有效期时,如何决定多长时间可以接收?	医学装备部主任	对于厂商送到我院的物品,我们要求有效期至少大于6个月,否则我们将退货进行调换。
10	供应商会跟你们一起到手术室吗?	医学装备部主任	不会。我院有规章制度,严禁外来人员进入手术室。

续表

序　号	面谈模拟题目	回答人	回　答
11	医院供应链管理的完整性已达到70%,需要加强院外监控。	院长	谢谢评审委员们的指导,我们会加强院外质量追踪。
12	如何收集供应商在市场上的表现?采购网上是否有关于质量的信息?供货商的信誉和质量在采购网上是否可以查到?	医学装备部主任	通过与各医院医学装备部之间的交流及医生们的反馈,收集供应商在市场上的表现。在采购网上没有关于质量的信息,只有经营企业许可证、产品规格等基本信息。供货商的信誉和质量在采购网上无法查到。
13	医院所有的供应商都经过CFDA认证吗?即使厂商都拥有认证,若产品在使用上有很大的问题,如何处理?	医学装备部主任	医院所有的供应商都经过CFDA的认证。若产品在使用上出现问题,则按照医疗器械不良事件上报和召回。
14	医用卫生材料都找得到替代厂商吗?	医学装备部主任	部分医用卫生材料能找到替代厂商。
15	有关不良厂商的事件会反映给该厂商的认证单位吗?	医学装备部主任	会。我们会将不良事件上报给国家医疗器械不良反应监测系统。
16	是否有医疗设备召回事件?是否有国家网站可以查询相关信息?多久查询一次?	医学装备部主任	有发生过医疗设备召回事件。我院有一台无创呼吸机就发生过厂家召回事件。通过CFDA网站可以查询召回事件及相关警讯事件,我们每周会有专人查询及记录。
17	在正常情况下,医用卫生材料都是在正常工作时间运送到医院吗?若在非正常情况下(下班后),医用卫生材料是直接送到科室吗?是否有要退货的情况?	医学装备部主任	在有的情况下,医用卫生材料是在工作时间以外送到的。若在工作时间以外送到,我们由库管员到库房进行验收入库,不会直接将医用材料卫生送到临床科室使用。所有医用材料卫生都需由医学装备部验收合格后方可交给临床使用。
18	现在有很难取得的医用卫生材料吗?如何应对很难取得医用卫生材料的状况?	医学装备部主任	我们参照省、市公布的产品中标目录进行采购,不存在很难取得的医用卫生材料的问题。
19	是否存在患者有需求却发生医用卫生材料短缺的状况?请举例。	医学装备部主任	没有(按实际情况回答)。

（三）药品供应链访谈QA

序　号	面谈模拟题目	回答人员	回　答
1	谁来监督物流法的执行情况？	药剂科主任	由县市场监督管理局(原名称为县食品药品监督管理局)监督。
2	药品是怎么做供应链的？	药剂科主任	我院制定了药品供应链管理办法，要求供应商按照我院标准进行供货。我们每年会到工厂做一次检查，确保供应商的仓库是有质量保证的。我们选择合格的供应商。这些供应商至少要有三证，且已被列入政府采购的中标清单，是经过政府筛选的。医院也会再次筛选。
3	对胰岛素溯源到哪里？	药剂科主任	按批次溯源到医药公司、生产企业。
4	所购买的药品需要如何认证？	药品采购员	要求所提供的药品资料均能在CFDA网站上得到验证。
5	贵院是否有进口药品？	药剂科主任	有。
6	在中国，对制药商都要求有许可证，对供应商也是这样要求的吗，在网上可查吗？	药品采购员	供应商都要有许可证，可在CFDA网站上查到。
7	是否有因为药品或供应商问题而停用某种药品的情况，可以说一下吗？	药品采购员	有。如清热散结胶囊的破壳较多，后由临床提出问题，经药事管理与药物治疗学委员会讨论后，用片剂代替胶囊。
8	曾经是否有药品用于患者后被要求召回的事件？	药剂科主任	有。2015年5月，银杏叶药品事件。
9	如何对药品进行召回？	药剂科主任	(1) 采购员在接到通知后，及时通知科主任及药剂科相关部门。 (2) 药剂科立即用院内短信和电话通知各科室停止使用该药品。 (3) 各部门将药品收集后退回药库。 (4) 药库将退回药品按规定就地封存，等待处理。
10	如何确定物流是否符合要求，如何监督？	药剂科主任	由厂商提供相关资料和证明。根据政策规定，浙江省公立医院使用的药品必须进入省指定的网络平台采购，没在平台显示的药品均属于未中标药品。在采购平台内可购得的药品及拥有配送权的配送商均受政府管理部门严格监管。

续表

序号	面谈模拟题目	回答人员	回答
11	是否有国家网站可以查询到药品不良反应相关信息？多久查看一次？	药剂科主任	在CFDA网站可以查询到相关信息，一周查看一次。
12	当药品运送到医院时，都是在正常工作时间吗？	药剂科主任	有的情况是在正常工作时间以外送到的。在工作时间以外送到的药品，由我们的库管员到库房验收，不会被直接送到临床科室使用。所有的药品都需经药剂科验收合格后，方可交给临床使用。
13	如何处置药品不良供应商、不良厂商？	药品采购员	停用该厂家的药品，改换信誉良好的公司
14	药品验收的具体项目有哪些？	药品采购员	药品验收的具体项目包括产品名称、规格、剂型、数量、批准文号、生产批号、生产日期及有效期，进口药品还需有进口药品注册证等，冷链药品还需有温度监控记录。
15	在检查药品的有效期时，还有多长时间有效期的药品可以接收？	药品采购员	厂商送到我院的药品，我们要求至少有6个月以上的有效期；如果有效期少于6个月，我们拒绝进库，会当场退货，并且通知厂商。
16	如何确定药品从厂商到供应商途中的温度是正常的？	药品采购员	要求厂商执行监测，并要求其提供运输时的温度监控证明。
17	新药采购综合评比、价格等意见决策由谁决定？	药剂科主任	由药事管理与药物治疗学委员会决定。
18	如何评核供应商？	药剂科主任	主要评核供应商的商业登记本、营业登记本及许可证等证照，内部的质量管理及规范制度、保存条件、冷链情况等，并查核药品供应来源、制造、储存及配送作业。如采购较大量的药品或特殊药品，还需进行实地考察。
19	在购买新药时，需收集哪些资料？	药品采购员	需收集该新药的《药品注册证》《药品质量标准》《首次批号药品出厂检验报告》《药品生产许可证》《营业执照》《药品GMP证书》、药品包装、说明书及标签等；对进口药品，还要收集《进口药品注册证》《进口检验报告书》等。
20	是否有试用药？	药剂科主任	没有，我院不接受试用药。

续表

序号	面谈模拟题目	回答人员	回答
21	如何确认药品信息的准确性?	药品采购员	目前,在我国关于药品不得自行议价,由省药品采购平台统一招标;医院有职责明确所购入的药品就是需要采购的药品。根据政策规定,浙江省公立医院使用的药品必须进入省指定的网络采购平台,没在该平台显示的药品均属于未中标药品。
22	对冷链中间环节是否有监控?	药剂科主任	有监控;院内运送用冷藏箱,并实时记录温度。
23	在发生预期外的状况时,如何处置?	药品采购员	我们备有各家配送商的联络清单,会要求配送商急送;如仍然来不及,则向其他医院借调。若上述措施都不能满足治疗需求,则建议患者向上级医院转院。
24	药品采购以及调整过程是否都经过药事管理与药物治疗学委员会审批?	药剂科主任	是。
25	每年需审核配送商资质吗?	药品采购员	每年需审核配送商三证等相关资料(每年更新)。
26	对配送商进行实地考察,是否有考察表?	药剂科主任	有。需要考察药品的储存条件、作业环境及资料真实性等是否符合感控要求。
27	贵院如何应对最易短缺的药品?	药品采购员	近期,医院最易短缺的药品为在省药品采购平台上被列为供应紧张的药品,如依沙吖啶注射液。当药品临时短缺时,采购员会联系医药公司进行调拨,医药公司能调拨到货。
28	对政府招标外的药品如何处理?	药剂科主任	有规定,要按省药品采购平台统一招标的药品进行采购,没在该平台显示的药品不得采购!
29	温控记录器是否定期校正?	药剂科主任	配送商的冷藏车作为一个整体,每年校验,有GSP法规规定。
30	患者如何带回冷藏药品?	药剂科主任	请患者自行携带温控设施,就近购买制冷物品。
31	冷藏药品在供应商送货到医院后,在入库之前如何保证温度?	药品采购员	马上进冷库验收!
32	用药后,如发生突发、群体性等不良反应,如何处理?	药剂科主任	立即停用封存,上报食品药品监督管理局,等候处置。

续表

序　号	面谈模拟题目	回答人员	回　答
33	如何确认药品或医用卫生材料是真品?	药剂科主任	首先收集供应商的相关资料、三证等,同时通过CFDA网站能查询到药品和医用卫生材料是真还是假。
34	对所收到的药品,有没有打开检查是否有污染或破损?	药剂科主任	在收到药品后,会打开检查外观是否有污染或破损。
35	什么是供应链?	院长	医院需要产品从生产到运输、到医院、到用在患者身上的过程是一个全方面封闭的管理链条。

第六节　设施管理与安全系统追踪

一、如何准备?

医院应该确认“设施管理与安全系统追踪”会议的参与人员。这些参与人员应该非常了解医院内主要科室、区域的设施管理和安全问题,并能与评审委员们进行讨论。参与人员应该仔细阅读《JCI医院评审标准》(第5版)FMS章节和《JCI医院调查程序指南》(第5版)“设施管理与安全系统追踪”中的讨论指南与观察指南,并将问题示例转化为PPT简报和QA形式。为了对评审委员们可能提出的问题更有把握,参与人员还可以进行模拟讨论。

(一)确认访谈参与人员

确认参与访谈的人员包括:①院长;②副院长(有关后勤设施设备管理);③保卫科科长(有关消防与安全保卫);④动力科科长或相关人员(有关水、电、气);⑤医学装备部科长或相关人员(有关医疗器械);⑥防保科科长或相关人员(有关有害物质);⑦院办主任或相关人员(有关紧急应变);⑧基建科科长或相关人员(有关基建相关问题);⑨院感科相关人员(有关院感问题);⑩信息科相关人员;⑪人力资源部相关人员;⑫记录人员(相关重要问题的记录)。

(二) 所需文件/材料准备

所需文件/材料的准备包括以下几个方面。

1. 说明系统性改善优先级的文件——六大计划,即安全与保卫管理计划、公用设施管理计划、有害物质与废弃物管理计划、医院紧急应变管理计划、消防安全管理计划和医疗科技管理计划。

2. FMS所需的政策、流程、书面文件或规章制度。

3. 提供设施安全管理委员会会议记录及外包管理相关资料。

4. 全院风险评估项目、后勤相关FMEA改善计划、相关资料及PPT,如:针对消防安全改进的前后对比及改进成效;针对停电、停水、停气的相关质量改进及措施;针对风险事项相关演练的记录和佐证资料;全院最新的有害物质清单。

5. 设施设备保养及检查记录和相应机构出具的权威报告;医疗设备台账清单;医疗设备巡检记录、保养记录及强制检定记录。

(三) 问题范例

- FMS.1:医院是否遵守相关法律、法规和设施检查的规定?
- FMS.2:为防范患者、家属和员工可能面临的风险,医院制订了哪些风险相关的计划?
- FMS.3:医院如何保证特种设备作业人员的资质? 有没有定期进行教育?
- FMS.4:医院如何应对所发生的暴力事件?
- FMS.5:SDS是什么? 应多久更新一次?
- FMS.5.1:化疗药品洒落的处理流程如何?
- FMS.6:医院关于应急工作的管理机构是什么?
- FMS.6:贵医院的风险事件有哪些,是如何评估的?
- FMS.7:火灾应对总则是什么,最近的安全出口在哪里?
- FMS.7.1:科室内多久举行一次防火演练,今年的演练时间在何时? 说说今年院级消防演练的时间和地点。
- FMS.8:如何使用除颤仪?

- FMS.8.1：当医疗器械发生不良事件时，应该如何处理？
- FMS.9：在何种情况下，才能使用管制电器？
- FMS.10：对于院内设施设备管理项目上的监控数据，是否每季度向医院领导报告，并做出了哪些建议？
- FMS.11：医院如何在安全与保卫管理计划上落实员工教育？

二、设施管理与安全系统追踪QA

序　号	面谈模拟题目	回答的领导	回　答
1	对公用设施设备有没有风险评估？（FMS.2：领导和规划）	院办主任/后勤保障部主任/动力科科长	有。医院有6个风险管理计划，即安全与保卫管理计划、公用设施管理计划、有害物质与废弃物管理计划、医院紧急应变管理计划、消防安全管理计划和医疗科技管理计划。在全院内，我们使用HVA针对医院内部、外部可能发生的风险进行评估。
2	在工程施工中有没有动用明火？如果动用明火，应该如何管理？（FMS.4：安全与防护）	保卫科科长/基建科科长	有。在施工前，基建科会对施工方安全员进行教育。如果动用明火进行作业，应及时上报基建科，由基建科、保卫科到现场进行风险评估，由保卫科开具动火许可证。如住院药房改造，需要进行焊接作业，则由保卫科出具动火许可证，配备足够的干粉灭火器，施工人员佩戴防护面具、手套等，现场由保卫科每日检查。
3	医院内车辆多，行人在院区行走存在风险，医院对车辆、停车位及门禁有没有相应的管制？（FMS.4：安全与防护）	保卫科科长	医院人流量大，院区内的停车位比较紧张，有保安对车位进行管理。对全院院区主要出入大门实行门禁管制，其中南大门为院区主要出入口（24小时开放），保安全天候在警务室值勤；西大门24小时禁止车辆通行（除应急车辆外），但行人、非机动车24小时通行；北大门于22:00－6:00关闭，白天开放，并有保安做管制工作；各病区发放陪客证，晚上22:00－6:00只有持有陪客证的患者家属可以陪护患者，所有病区出入口都有保安管制。

续表

序　号	面谈模拟题目	回答的领导	回　答
4	医院是否有对施工工程进行风险评估？相关工程均需照会院感科吗？(FMS.4:安全与防护)	基建科科长/院感科科长	有。相关工程均需照会院感科。在工程施工前、中、后，院感科分别进行风险评估、巡查和干预，以确保施工过程的安全。除院感科外，我们也会让保卫科同时介入，做施工前的消防安全评估工作，并且给予相应的措施，例如：暂时性的逃生指标；摆放灭火器；如需要焊接，则会准备防火毯等。
5	急诊科是高风险区域，如何加强夜间管理？(FMS.4:安全与防护)	院办主任/后勤保障部主任/保卫科科长	急诊科在夜间有4个保安执勤，如发生暴力事件，医护人员通过按压报警器或通过电话通知监控室，监控室启动全院广播，保安等相关人员到场；报告总值班，同时拨打110报警电话。
6	2015年，共有暴力事件7起。其中，1月、9月和10月各1起，5月有4起。为什么5月的暴力事件会特别多，有特殊原因吗？(FMS.4:安全与防护)	保卫科科长/后勤保障部主任	因为5月份天气转暖，吃夜宵、酗酒人员增多，所以暴力事件增多。
7	2015年，针对急诊暴力事件，医院还做了哪些改善工作？(FMS.4:安全与防护)	院办主任/后勤保障部主任/保卫科科长	2015年，我们加大了安保设施的投入：购置了盾牌、钢叉及警棍等防暴设施；安装了报警紧急呼叫铃；安装了高清探头，使监控没有盲区；对员工进行培训；进行暴力事件防范演练，提高医务人员对暴力事件的防范能力；保安24小时在医院内巡逻，在保安合同中增加考核细则，根据管理需要增加安保人员，每月增加投入7万余元。
8	贵院有没有发生过婴儿失窃案？对此，除制定预案外，还有哪些措施？(FMS.4:安全与防护)	后勤保障部主任/保卫科科长	本院没有发生过此类事件，但我们每年进行一次婴儿失窃防范演练。除制定预案外，增加监控，使监控没有盲区；重点区域增加安保人员进行24小时管制，同时在重点部位增设门禁。
9	如果有陌生人带小孩去做检查，而他也有检查单，该怎么处理？(FMS.4:安全与防护)	后勤保障部主任/保卫科科长	首先查看身份证，确认陌生人身份，身份证件确认无误的，才允许他带小孩去做检查，否则由医务人员全程陪同。

续表

序　号	面谈模拟题目	回答的领导	回　答
10	全院有没有评估哪些地方是安保高风险区域，如何管理？（FMS.4：安全与防护）	院办主任/后勤保障部主任	我院的安保高风险区域包括重症监护室、手术室、屋顶、药房及急诊科。管理措施举例：屋顶装设了门禁，加装了电话（通知保卫科之后，经过确认才能开门），还增设了防跳网，避免人员闯入破坏或者跳楼。很多年前，曾发生过一次患者跳楼事件，对此有惨痛的教训。因此，我院非常重视对屋顶的管理。
11	我院有没有精神科？有无防自杀措施？（FMS.4：安全与防护）	院长/保卫科科长/后勤保障部主任	我院病房没有精神科，门诊有精神科。2015年，我院对自杀风险进行了评估，评估发现，医院屋顶、窗户存在风险隐患，因此采取了防控措施，如在屋顶设置了门禁、增加了防跳网，并对窗户都做了限位；另外，护理方面也有风险评估措施，评审委员可在临床询问护理人员。
12	医院每天有那么多人，我如何了解在贵院走动的人是谁？如何辨别哪些是医院员工，哪些是承包商、药商、施工人员及外包人员，哪些是患者、家属？（FMS.4.1：安全与防护）	保卫科科长/人力资源部科长	根据胸牌和工作服来识别，医院员工统一佩戴有照片的胸牌，医生上班穿白大衣，护士穿护士服，保洁人员、保安着统一工作服；对行政楼的访客，保安进行登记管理；给外来维修施工人员发放工作证；患者着病号服；病区家属有陪客证。
13	断电跳闸后，如何保证负压病房正常运行？负压设备需多久保养一次？负压病房的负压有做定期检测吗？新风过滤网多久清洗一次？（FMS.4：安全与防护）	动力科科长/后勤保障部主任	目前，我们收治的患者为TB患者。如果负压空调系统损坏，我们与院感科确认，关闭空调，采取单间隔离方式。负压病房每天由护理人员抄表检查，每月由动力科更换滤网，每季度还会有一次大检查，以确保负压系统正常。 新风系统新风过滤网每月清洗2次，低效过滤网每季度清洗1次，中效过滤网每半年清洗1次，高效过滤网每年清洗1次。
14	全院共有几种有害物质？医院如何管理有害物质，有进行有害物质泄漏演练吗？（FMS.5：有害物质）	防保科科长	全院共有有害物质226种，包含试剂143种。凡使用有害物质的科室（主要是危险化学品）都要有本科室有害物质的清单，SDS，张贴标示卡；要有领用使用登记、自查记录；领用这些物质需防保科审批，要有审批记录；全院的有害物质清单、SDS都可以在网上查询。2015年9月，重点科室进行了有害物质小规模泄漏处理演练。

续表

序　号	面谈模拟题目	回答的领导	回　答
15	针对化学品，有没有风险评估，有没有发生高风险事项，有没有改善措施？(FMS.5：有害物质)	防保科科长	有的。本院风险评估有发生内部小规模泄漏的可能。目前，本院没有发生过高风险事项。但是我们有做过二甲苯泄漏处理的演练。让同仁们了解如何处理有害物质泼洒问题。 另外补充，因为天津市在2015年8月发生了大爆炸事件，本院也意识到医院面临大规模毒化灾害的风险，因此制定了预案，同时针对预案可能面临的实际问题做了桌面讨论，当然还有不足的地方。因此，我院打算在2016年做实际演练。
16	医院针对所涉及的风险事件在进行评估及改善执行时，保卫科有参与吗，与保卫科相关的风险事件有哪些，是如何评估的？(FMS.6：灾害应急)	保卫科科长/院办主任	保卫科有参与。与保卫科相关的风险事件有暴力袭击事件、内部火灾事件及婴儿失窃事件等。其中，暴力袭击事件和火灾事件为高风险事件，婴儿失窃事件为中度风险事件(要讲述原因)。 本题目同样可能询问其他科室，例如医学装备部、动力科及院办等。请各科室思考回答内容。例如：医学装备部，负责全院医疗设备、医用卫生材料调度。我们在医院风险与危机管理委员会上有讨论，比如当发生大量伤患时，我们事先制定了预案，医学装备部提出，为了有效、迅速地调用资源，预先制定了大量伤患设备调用、医用卫生材料调用清单，以便能够快速根据该清单规划，将物资送至急诊室供给临床使用。
17	在当初讨论时，风险与危机管理委员会为何将急诊暴力事件确定为最高风险？员工如果受到暴力伤害，医院有哪些方面的支持？(FMS.6：灾害应急)	院长/保卫科科长/后勤保障部主任	2014年，全院发生暴力事件共15起，其中急诊科有4起。2014年3月5日，急诊科一位优秀的医生因为在暴力事件中受严重伤害而辞职离院，这对我们的影响非常大。因此，经风险与危机管理委员会讨论决定，将急诊暴力袭击事件风险确定为最高风险事件，进行重点改善。 自员工受暴力伤害离院事件发生后，医院领导非常重视，做了以下改进。 (1) 完善暴力事件应急预案及应急处置程序。 (2) 针对急诊高风险区域，每年演练2次。

续表

序　号	面谈模拟题目	回答的领导	回　答
17	在当初讨论时，风险与危机管理委员会为何将急诊暴力事件确定为最高风险？员工如果受到暴力伤害，医院有哪些方面的支持？(FMS.6：灾害应急)	院长/保卫科科长/后勤保障部主任	(3) 增设高清探头及报警按钮，其信息与监控中心联动。 (4) 有巡特警在我院早、中、晚三个时段进行巡视，共4小时维持医院秩序。 (5) 固定保安人员值守。
18	排在第2位的风险事件为何是火灾，火灾的风险为何比停电要高，是因为医院曾经发生过火灾吗？(FMS.6：灾害应急)	院办主任/后勤保障部主任	使用HVA工具进行分析评估，火灾的风险比停电高。经风险与危机管理委员会讨论，本院虽然没发生过火灾，但火灾在中国医院的发生率高，造成的危害程度大，我们在2013年就做了一次改善，2015年继续加大了对火灾的防范力度。我们希望患者在就诊时是安全的，不会受到外来的伤害。2015年初，我们发现医院在火灾防范方面有许多待改进的地方，例如防火门、员工教育及逃生路线规划等。因此，将火灾列为第2位的风险事件。
19	在风险事件中，为何燃料不足只是被列为中度风险中的第4位？(FMS.6：灾害应急)	院办主任/后勤保障部主任	2015年初，我院发电机的油箱很小，当事储存了较多油罐在医院，存在较大的火灾隐患。为了降低火灾风险，同时保证发电机柴油的有效供给，我院更新了油箱，并与柴油供应公司签订合约，对方在规定时间内能及时送油至本院。因此，燃料不足在风险评估中排在了中度风险的第4位。
20	医院有哪些消防风险评估，有没有进行地毯式评估，有哪些改善措施？(FMS.7：消防安全)	保卫科科长/后勤保障部主任	利用HVA工具，对各部门进行评估，汇总后对风险程度进行分析、排序。ICU、手术室、急诊科和血透室作为重点防火区域，应重点防控，每年进行2次消防演练，其他科室每年进行1次全院性演练。还加强了用电用气安全管理，改善电气安全检查手段，由原来的红外线单点式检查更改为画面式热呈像检查。2015年4月，更换了高风险区域电缆；对高能耗电器进行巡查，对全院延长线进行排查和淘汰，更换为有跳闸功能的拖线板。

续表

序　号	面谈模拟题目	回答的领导	回　答
21	医院每年进行几次消防培训?(FMS.7:消防安全)	保卫科科长	医院每年举办4次全院培训,每人至少参加1次。针对每个科室情况进行单独火灾防范培训,每个科室每人每年至少参加1次。
22	如何做到让每人知晓RACE火灾应对总则?(FMS.7:消防安全)	保卫科科长	开展定期与不定期的全院培训、科室培训,培训内容包括如何报警以及有关消防理论知识和灭火器的使用,并进行科室演练,重点科室每年2次。所有科室都有自卫编组看板,每个员工清楚在火灾发生时自己的角色定位。
23	控烟工作由谁负责? 医院有室外吸烟区吗? 是否有可以放宽限制的特例人群?(FMS.7.2:消防安全)	防保科长	控烟工作由防保科负责。 因为我们医院是无烟医院,所以没有室外吸烟区,院内所有区域全面禁烟。 有特例可以放宽限制。如是烟瘾特别严重或癌症末期及临终患者等,则可以放宽限制,由医生评估,先劝导其用电子烟、戒烟贴替代;病情允许者,由家属或医护人员、保安护送至院外吸烟;病情较重者,可自备尼古清替代治疗(电子烟、戒烟贴及尼古清等可在当地药店自费购买)。
24	全院医疗设施设备如何维修保养,频率是多少?有进行保养评估吗?(FMS.8:医疗技术)	医学装备部主任	医学装备部会对全院的医疗设备进行风险评估。根据《医疗设备综合风险评估系表》,以设备的临床功能、风险程度、损坏发生概率预估、事故历史以及制造商/管理部门的特殊要求作为评估依据。维护分三个等级:Ⅰ级,风险最高,每年做2次预防性维护;Ⅱ级,每年做1次预防性维护;Ⅲ级,由科室日常保养。对10年以上的医疗设备,需提高保养频率。
25	医疗器械是否有召回制度,有无网上公告可以查询?(FMS.8:医疗技术)	医学装备部主任	我院对医疗器械有召回制度。有4个网站可以查询相应的公告。医学装备部有专人每周定期查看CFDA的医疗器械召回栏目与医疗器械不良事件信息通报,寻找是否有我院在用设备,并订阅美国FDA医疗器械安全通告邮件与ECRI通告邮件。关注医疗器械召回事件。如有发现,会及时向食品药品监督管理部门报告可能存在的医疗器械缺陷,并填写《医疗器械召回事件报告表》。

续表

序　号	面谈模拟题目	回答的领导	回　答
26	高风险项目,如停电、停水和停气的发生概率较高,且影响大,医院对此有哪些改善和应变措施?(FMS.9:公用设施系统)	动力科科长/后勤保障部主任	我们日常对发电机进行定期保养,对电气柜进行定期安全检查,并有相关记录。如果发生停电,2015年全院有22台UPS、18台EPS,断电后自动切换,UPS在断电后可供电20分钟,EPS在断电后可供电30分钟。UPS设备委托外包公司每季度进行电容量检测,并有合格的测试报告;EPS由我院电工自行检测。全院有两路供电。当单路停电时,由动力科切换电路,恢复供电。医院有两台发电机,一台为1000千瓦(主供),可单独供电12小时;一台为520千瓦(备用),可单独供电22小时。当双路停电时,各科室停止使用空调、热水器,全院广播以及全院短信宣传节约用电,降低发电机负荷,CT、MRI暂停检查。当发电机发生故障造成双路停电时,紧急调拨供电局发电车进行援助,重症科室做疏散应变。
27	饮水机滤芯多久需要更换1次?(FMS.9:公用设施系统)	动力科科长/后勤保障部主任	水质检测,1季度1次;滤芯更换,1季度1次。要有检测报告。
28	员工可以直接使用新进设备吗?(FMS.11:员工教育)	医学装备部主任	不能。员工在使用新设备前都需要经过培训,经过院内或厂商培训,考核合格后才能使用新设备;如果国家有规范,要求操作者有上岗证的,则必须取得相应的上岗证。
29	医院全体员工、实习生和外包人员都有参加消防培训吗,参与率如何?(FMS.11.2:员工教育)	保卫科科长	医院全体员工、实习生和外包人员都有参加消防培训。参与率分别为:医生91%,护理人员99%,医技人员94%,行政后勤人员95%,实习生97%,外包人员93%。
30	外包人员流动性特别大,如何保证每个人都参加培训呢?(FMS.11.2:员工教育)	人力资源部	外包公司将新进员工名单提供给医院人力资源部。医院人力资源部组织外包公司新进员工进行岗前培训,岗前培训内容包括消防培训。

第七节 员工教育资质访谈

一、如何准备？

医院应该确认“员工资质(SQE)访谈”会议的参与人员。参与人员应该熟知《JCI医院评审标准》(第5版)SQE章节和《JCI医院调查程序指南》(第5版)中“员工资质(SQE)访谈”问题示例，并将问题示例转化为PPT简报和QA形式。参与人员在评审前进行模拟讨论训练，以便熟练应对评审委员们可能提出的问题。

在评审第1天，医院应将包含当前所有员工、实习生和外包人员的花名册纳入文档审查会议的资料。该花名册应指明每位员工的具体科室、姓名、工号、到职日、技术职称和行政职务。花名册内容以中英文对照书写。

在评审前，医院应使用如下的医务人员资质工作表、护理人员资质工作表及其他专业人员资质工作表，对所有人员和资质证书档案进行严密审查。

医务人员资质工作表

医学专业：　　　　起始日期：
姓名：　　　　　　学位/资质证书：

标　准	可衡量要素	合规(是/否)	意　见
SQE.9	1. 医院应具备持续统一的程序来管理医务人员的资质证书。		
SQE.9	2. 经法律、法规和医院允许，学历证书、资格证书和执业证书查验通过的医务人员可在无监管的情况下提供医疗服务。		
	3. 医院对法律法规要求的教育、执照/注册证书和其他资质证书进行存档，并将其存放在各位医务人员的个人档案或独立的资质证书档案中。		

续表

标 准	可衡量要素	合规(是/否)	意 见
SQE.9	4. 医院对医院政策所要求的所有资质证书进行存档，并将其存放在各位医务人员的个人档案或独立的资质证书档案中。		
SQE.9.1	1. 法律或法规要求的，或公认教育或专业实体颁发的，作为临床专项资质基础的教育、执照/注册证和其他资质证书，已向原始颁发机构查证。		
	2. 当医院政策有明确要求时，医院政策所要求的其他资质证书应向原始颁发机构查证。		
	3. 当向第三方查证时，医院应明确第三方(例如政府机构)按政策或法规的要求实施查证程序，并且查证程序符合本含义中描述的预期。		
SQE.9.2	1. 对医务人员的任命应根据医院政策进行，并且与医院的患者群体、使命和根据患者需求所提供的服务保持一致。		
	2. 任命要在执照/注册证向原始颁发机构查证后才能进行；之后，医务人员才能在监管下提供医疗服务，直到法律法规所要求的所有资质证书都已向原始颁发机构查证为止。		
	3. 应将监管方法、监管频率和责任监管人信息都记录在个人资质证书档案中。		
SQE.10	1. 医院所使用的专项资质确定程序应符合本含义中所列出的标准a～c。		
	2. 所有医务人员的临床专项资质可以通过打印副本、电子副本或其他方式提供给医务人员，或提供给该医务人员将提供服务的医院地点(例如手术室、急诊科)。		
	3. 每位医务人员仅提供由医院专门授权的服务。		

续表

标　准	可衡量要素	合规(是/否)	意　见
SQE.11	1. 所有医务人员都应按照医院政策的要求接受持续的职业实践监控和评估程序，并在部门/服务层面实现标准化。		
	2. 监控和评估程序应确定为与医务人员的行为、专业成长和临床效果相关的成就和潜在改进方面（与其他部门/服务的医务人员相比）。		
	3. 使用客观的、用于外部基准评测的循证信息（如果可用），对医务人员相关的临床结果的数据和信息进行审查。		
	4. 通过监控获得的数据和信息，至少每12个月由医务人员所在部门或服务的负责人、高级医疗管理者或医务人员审查机构进行审查。审查结果、结论和所采取的任何行动应记录在医务人员的资质证书档案和其他相关档案中。		
	5. 当调查结果影响医务人员的任命或专项资质时，应按照相应的程序对调查结果采取行动。这些“有据”的行动应记录在执业医生的档案中，并在临床专项资质列表中体现。应向执业医生所提供服务的场所发送通知。		
SQE.12	1. 医院根据对医务人员的持续监督和评估，至少每3年对医务人员的员工资质和临床专项资质是否可以持续进行一次判定，而无论这两项资质更改与否。		
	2. 各医务人员的文件有证据显示，所有需要定期续期、支付注册费或医务人员采取其他行动的证明现时有效。		
SQE.12	3. 在医务人员档案中注明初次任命之后取得的资质证书，并且该资格证书要在他的临床专项资质更改或添加之前取得。		
	4. 有关续期的决定应记录在医务人员的证明文件中，包括审查者的确认信息和审查过程中发现的任何特殊情况。		

护理人员资质工作表

姓名：　　　　起始日期：
学位/资质证书：

标　准	可衡量要素	合规(是/否)	意　见
SQE.1.1	未获准独立执业的每位人员都应有一份职位描述。		
SQE.3	1. 医院应使用明确定义的程序，以将临床人员的知识、技能和能力与患者需求进行匹配。		
	2. 新的临床人员在开始履行工作职责时接受评估。		
	3. 每位根据职位描述工作的临床人员每年至少接受1次评估并且将评估结果记录在册，或者根据医院的规定更加频繁地接受评估。		
SQE.8.1	1. 应确定哪些为患者提供医疗服务的员工以及由医院指定的其他员工将接受心脏生命支持培训。		
	2. 应有证据证明员工通过了培训。		
SQE.13	1. 医院建立用以收集每位护理人员的资质证书的标准化流程。		
	2. 应将执照、教育/培训和经验（如有）予以记载。		
	3. 根据SQE.9的含义中列举的要素，应向原始颁发机构核实执照和教育/培训信息。		
	4. 保存每位护理人员的资质证书记录。		

其他专业人员资质工作表

姓名：　　　　起始日期：
学位/资质证书：

标　准	可衡量要素	合规(是/否)	意　见
SQE.1.1	未获准独立执业的每位人员都应有一份职位描述。		
SQE.3	1. 医院应使用明确定义的程序，以将临床人员的知识、技能和能力与患者需求进行匹配。		
	2. 新的临床人员在开始履行工作职责时接受评估。		

续表

标　准	可衡量要素	合规(是/否)	意　见
SQE.3	3. 每位根据职位描述工作的临床人员每年至少接受1次评估并且将评估结果记录在册,或者根据医院的规定更加频繁地接受评估。		
SQE.8.1	1. 应确定哪些为患者提供医疗服务的员工以及由医院指定的其他员工接受心脏生命支持培训。		
	2. 应有证据证明员工通过了培训。		
SQE.15	1. 医院建立用以收集每位其他专业人员的资质证书的标准化流程。		
	2. 应将执照、教育/培训和经验(如有)予以记载。		
	3. 根据SQE.9的含义中列举的要素,应向原始颁发机构核实执照和教育/培训信息。		
	4. 医院会保存其他专业人员的记录,其中包含任何所需的执照、证书或注册证的副本。		

(一) 确认访谈参与人员

1. 医疗组访谈的参与人员包括:①分管医务的院长;②医务科科长;③人力资源部主任;④参与资质收集和审查的人力资源部人员代表;⑤参与资质收集和审查的医务人员代表(各科主任和医务人员);⑥负责品质改善的主任或干事;⑦科教科科长;⑧防保科科长;⑨院感科干事。

2. 护理组访谈的参与人员包括:①分管护理的院长;②护理部主任;③人力资源部主任;④参与资质收集和审查的人力资源部人员代表;⑤参与资质收集和审查的护理人员代表(各科护士长和护理人员);⑥负责品质改善的主任或干事;⑦科教科科长;⑧总带教护士长;⑨防保科科长;⑩院感科干事。

3. 管理组访谈的参与人员包括:①院长;②分管医技、行政后勤的院长;③人力资源部主任;④参与资质收集和审查的人力资源部人员代表;⑤参与资质收集和审查的医技及管理人员代表(各科主管及员工);⑥负责品质改善的主任或干事;⑦科教科科长;⑧防保科科长;⑨院感科干事。

（二）所需文件/材料准备

所需准备的文件/材料包括：①与人力资源/人事管理、员工资质和员工指导及教育相关的制度和流程；②医院人事档案和医疗从业人员资质证书档案的样本；③医疗、护理及其他专业人员档案样本。

（三）问题范例

- SQE.1.1：医院有关于岗位说明书的制度吗？
- SQE.2：请说说医院的招聘程序。
- SQE.3：医院是怎么对新员工进行考核的？
- SQE.5：在JCI评审时，员工资料审查包含哪些内容？
- SQE.6：主管如何申请人力增编？（主管回答）
- SQE.8：你接受过哪些在职教育？
- SQE.8.1：你是否接受过心肺复苏培训？ 证书在哪里，有效期多久？
- SQE.10：医生首次授权如何进行？
- SQE.12：请说明医生授权流程和授权日期。

二、员工和医务人员教育资质访谈QA

（一）医务人员资质访谈QA

序　号	面谈模拟题目	回答人	回　答
1	是否每位医生有医师资格证书、执业证书？	人力资源部主任	每位医生都有医师资格证书、医师执业证书。
2	医院要求补充哪些证照，是否有查验认证？	人力资源部主任	医院要求补充特殊岗位上岗证书，如急诊科医护人员需具备急诊上岗证，血透室医生需具备血液透析质控标准培训合格证书。医院对此有做过查验认证，一般通过电话与培训机构联系确认。
3	对各科医生的资质证明有哪些要求？	人力资源部主任	医师资格证书、执业证书、急救证书及特殊岗位上岗证书。

续表

序　号	面谈模拟题目	回答人	回　答
4	每张证照(是复印件)是否有跟原始颁发机构查验,是否附有向原始颁发机构确认的函文?证照是否均在期限内,有无过期的?	人力资源部主任	每张证照已与原始颁发机构查验。在员工入职之前,人力资源部通过网络、电话、信函等方式对该员工的学历、执照及经历进行来源处查证,并在查验证明单、复印件或员工个人信息表上签名盖章。证照均在有效期内,没有过期的。
5	麻醉科主治医生是否有心脏麻醉技术的相关证书,有做过查验吗?	麻醉科主任/人力资源部主任	有相关证书,也做过查验。
6	医生岗位说明书的内容是否有针对科别及专业来写?	人力资源部主任	是的。针对不同专业、不同科别,制定医生岗位说明书。如ICU或儿科医生岗位说明书上的工作职责内容皆为ICU或儿科相关的内容。
7	贵院有多少医生是从国外来的,如何对国外学历进行查验?	人力资源部主任	我院没有从国外来的医生。
8	如何确认新招募的医生是有医疗临床能力的?	人力资源部主任	对新招募的医生,在入职前查验核实执业证书、资格证书;在入职后1个月内,进行全院级、部门级及科室级岗前培训考核,3个月满进行试用期考核。由本人提出授权申请,经科主任考核通过,并经资格与授权管理委员会审核通过,授予一般授权和特殊授权,才可以执行该医疗工作。
9	医院要求医生每年必须接受多少小时的教育训练?有针对其特殊专业要求的相关训练学分吗?	科教科科长	医院要求医生每年必须接受20小时以上的院内公共教育训练和10小时以上的部门教育训练,并且要求主治以上医生(技师)每年须参加专业继续医学教育并取得25分以上的学分,其中Ⅰ类学分在5分以上,Ⅱ类学分在15分以上。 2015年员工教育计划要求医生必须接受如下的公共教育及时数:①灾害应急教育,2小时;②火灾应急教育,1小时;③火灾自卫演练,2小时;④患者安全教育,1小时;⑤患者权利教育,1小时;⑥感染管制教育,6小时;⑦伦理教育,3小时;⑧有害物质教育,1小时;⑨职业暴露教育,1小时;⑩疼痛评估教育,1小时;⑪传染病防治知识教育,1小时。

续表

序　号	面谈模拟题目	回答人	回　答
10	请说明医生的考核流程和考核日期。	医务科科长/人力资源部主任	由医生本人填写表单；相关科室将考核医生的相关数据反馈给科主任；由科主任进行考核面谈并签名，并且医生本人签署意见，医务科审核，分管院长批准。医生考核每年进行一次，考核日期为每年1月10—31日。
11	医生考核内容有哪些？如果考核不通过，怎么处理？	医务科科长	对医生的考核包括以下几个方面： （1）行为规范考核须全数合格； （2）工作职责考核≥70分； （3）专业成长考核合格项≥60%； （4）临床结果考核合格项≥60%。 考核结果分为通过、不通过。四大评核项目结果皆完全合格者，才通过考核。 如考核结果有未通过的项目，对未通过的项目要进行继续教育及培训，培训内容记录在员工教育手册中。
12	请说明绩效评核表的内容。其中是否有针对医生的临床能力进行评估的部分？评估表有质量指针来评核医生的执行能力吗？请举例说明。	医务科科长	绩效评核表的内容有针对医生的临床能力进行评估的部分，如针对医生的工作职责、临床照护能力及临床结果指标等进行评核，这些都与医生的临床能力有关。考核也有将质量指标列入，包括院级指标（如临床路径入径率）、部门指标（如手术切口感染率）和个人指标（如手术Time-out执行率）。
13	请说明医生的授权流程和授权日期。	医务科科长	首次授权：医生本人先填写首次授权项目表，包括一般项目、特殊项目和其他授权；后填写首次一般项目和特殊项目考核表，经科主任考核及资格与授权管理委员会审核通过后，给予授权；其他授权必须通过相关培训，并考核合格后才给予授权。 授权展延：医生先填写临床授权展延项目表，包括一般项目、特殊项目和其他授权；后填写特殊项目授权展延评核表，经科主任考核及资格与授权管理委员会审核通过后，给予授权。 经医生本人申请，科主任确认签名，并经资格与授权管理委员会审核通过后，给予授权，3年一次。最近一次授权展延日期为2015年7月1—31日。

续表

序　号	面谈模拟题目	回答人	回　答
14	每人都有医疗项目授权书吗？是否每科的授权表有不一样的特殊项目？(如小儿科、急诊科、口腔外科和中医科等)	医务科科长	有。各科室经科室专业会议定出不同的特殊项目。如：泌尿外科的特殊项目有输尿管软镜诊疗、前列腺癌根治术等；消化内科的特殊项目有ESD及其衍生技术(包括ESE、EFR、STER及POEM)、ERCP(包括EST、ERBD、ENBD、EMBE、球囊扩张、取石及碎石)。
15	新进医生如何被授权？授权的根据是什么？	医务科科长/人力资源部主任	(1) 未取得执业医师证书的，不予以授权。 (2) 已取得执业医师证书的医生，在对应的执业范围内提出首次一般授权及首次特殊授权申请，经科主任考核通过，并经资格与授权管理委员会审核通过后，才给予授权。
16	住院医生如何被授权，住院医生的授权有哪些，有没有特殊授权？	医务科科长	取得执业医师证书的住院医师若通过年度医生考核以及3年一次的续聘评核，则可取得各科室一般项目授权，如门诊诊疗、住院诊疗、收治住院、一般性医疗项目、一般穿刺性诊疗及手术等。 有特殊授权，如：某外科住院医生因为手术感染率低、操作熟练、手术例数达标，所以院方同意授权其做Ⅱ类的手术项目。
17	主治医师授权的特殊项目是什么？在给予这些特殊授权前，有做过评估吗？	医务科科长	主治医师授权的特殊项目有三类、四类手术及各科室特殊有创操作等高风险、高难度的手术或检查项目。 在给予这些特殊授权前，有做过评估，评估内容包括基本条件、技能(见习例数、实做例数)、理论知识(专科专病)及临床指标。
18	如何给予化疗授权？有何评估数据？	医务科科长	具有执业医师资格的医生，在经过药剂科组织的化疗药物知识培训并考核合格后，才被授予化疗药物处方权。化疗药物知识培训考核资料需附于授权考核表后备查。
19	如何对麻醉镇静授权做评估，有哪些评估指标？	医务科科长/麻醉科主任	具有执业医师资格的医生，需要取得ACLS、PALS证书，再经麻醉科组织的镇静知识培训并考核合格后，才能被授予镇静权限。

续表

序　号	面谈模拟题目	回答人	回　答
20	每人都有ACLS证书吗，证书均在有效期限内吗？对此，急救制度和程序是如何规定的？中医生是否也有ACLS证书？	科教科科长	依照《员工急救培训考核制度》，仅规定下列人员需具备ACLS证书：心内科、急诊科、ICU、麻醉科、呼吸内科及感染科的全体医生；ICU、急诊科、心内科、呼吸内科、感染科、手术室及复苏室的全体护士，ICU储备护士，及执行中重度镇静操作的人员。要求ACLS证书均在有效期内。 中医生没有ACLS证书。
21	中医是政府承认的科别吗？中医生是如何被教育的，与一般西医医生取得的学历及证书有不同吗？	医务科科长/人力资源部主任	中医是国家政府承认的科别。 中医生接受中医相关的专业教育。 中医生是中医专业毕业的，证书也是中医专业证书。
22	医院有使用独立第三方（如政府机构）的验证文件吗？医院有确认这些第三方机构确实执行了在政策或规范中所描述的验证程序吗？	人力资源部主任	医院没有利用独立第三方来查验证书文件，都是向原始颁发机构查验核实的。
23	医生的聘任政策及程序为何？	医务科科长/人力资源部主任	医院制定了《员工招聘办法》。医生聘任程序如下，根据年度人力编制计划→上报卫计局→公开招聘信息→报名→资格审查→考核→体检→公示→学历、工作经历及执照查验通过→入职。人力资源部对员工资质证书查证资料再次核实。核实通过后，予以聘任。
24	医生的证书在入职前是否已全部查验或只部分查验？	人力资源部主任	在医生到岗前，医院需将学历及执业证书查验完毕，才可以给予其授权。
25	若部分证书经查验，部分证书未查验，医生如何在监管下为患者提供照护服务？如何规范监管的方法和次数？	医务科科长/人力资源部主任	若医生的执业证书查验通过，其他证书查验未完成，建议首次聘任，并在被监管下提供医疗服务。医生每周在《医疗工作监管表》上记录医疗服务工作项目，在责任监管人、科主任签名完毕后上交人力资源部，并存入个人资格证明档案中，时间截至所有证书查验完毕。

（二）护理人员资质访谈QA

序　号	面谈模拟题目	回答人	回　答
1	贵院是否有护理人力短缺的情况？哪些科别的护理人力特别短缺？	护理部主任/人力资源部主任	我院有护理人力短缺的情况。急诊科和ICU的护理人力特别短缺。
2	护理人员离职率为多少？如何留任员工？	护理部主任/人力资源部主任	截至2015年12月31日，护理人员总数为479人，离职有14人，2015年护士离职率为2.92%，对照三乙医院标准——护理人员每年离职率≤10%，我院2015年护理人员离职率没有超出此标准，属于在正常范围内。医院制定了《护士留任办法》，留任措施有：为护理人员提供培训的机会；收入分配、奖励等向临床一线护理人员倾斜，稳定临床一线护理人员队伍；每年举办优秀护士评选奖励活动，提升护理人员的荣誉感；对从事一线临床护理工作的护士设立临床护理津贴；从事护理工作满30年的护士，退休后按原基本工资的100%计发退休费；限制非护理岗位人员的护理职称聘任。
3	护理人员的专科、大学学历所占比率为多少？	护理部主任/人力资源部主任	结合本院实际情况回答。
4	护理人员有哪些职称，其职业范畴有何不同？	护理部主任/人力资源部主任	目前，国内护理人员分为护士、护师、主管护师、副主任护师及主任护师等职称。 举例说明：级别不一，岗位职责不同，工作内容也不同。护士以做好日常护理工作为主；护师需要带教学生和给护士做好指导工作；主管护师则在护师基础上协助护士长做好科室的业务培训、科室物资管理及监控数据收集等工作；副主任以上护师则需要对科室新开展的业务参加实践，帮助护士长做好科室的业务培训，并协助护士长做好本科室护理文书的修订和完善工作。
5	一个护理人员平均照护几个患者？	护理部主任	一个护理人员平均照护患者数：一般病房，白天8～10名患者，前夜班、后夜班多是20～25名患者；ICU，白天1～2名患者，前夜班、后夜班多是4～5名患者。（对此，评审委员们认为不妥，他们认为应该提供同质化服务）

续表

序　号	面谈模拟题目	回答人	回　答
6	如何编制护理人力，如何做相关的人力配置？如何运算，有何根据，有相关数据吗？	护理部主任/人力资源部主任	护理人力编制总的原则按国家标准要求，结合各科室病种、工作量、占床率、周转次数、休假、产假及病假等因素，计算各护士站的护理人力。有人员需求的病区护士长向护理部反映，并填写申请表。护理部根据人力资源调配方案做出决定。（相关数据及运算按医院实际情况回答，JCI评审委员注重患者/护士比）
7	若护理人力不够，你如何知晓？护理人力不够对患者有何影响？如何才能确保患者得到合适的照护？	护士长/护理部主任	（1）护理人员在休假前提前两个月告知，如产假。护士长根据患者数、工作量，在排班中得知护理人力不足。若短期护理人力不够，则向护理部提出申请，由护理部调剂人员；若长期护理人力不够，则向护理部、人力资源部提交“科室人员需求表”，由人力资源部提交院长办公会议讨论决定，落实人员招聘工作。 （2）若护理人力不够，则可能造成对患者的照顾不周，存在较大的医疗风险。 （3）护理部根据人力资源调配方案做出调配，并要对被调配的人员做好资质培训。
8	请举例说明护士长的工作职责。如何知道她（他）有能力担任护士长？	护士长/护理部主任	见护士长职责说明书（现场要能口头概述回答）。护士长的任用条件：护理相关专业，中专及以上学历，5年工作经历，持有主管护师以上资格证书及护士长上岗证。
9	请举例说明科护士长的工作职责。护理部主任如何考核科护士长？护士长的任用条件是什么？	护理部主任	科护士长有对所管科片区各科的监控质量指标进行督导的职责，承担与各科护士长进行讨论、整改、检讨及改善方面的工作。 护理部主任对科护士长的考核有年度考核，根据本科片区指标的完成情况来进行考核，包括管理类指标（如工作职责）及质量绩效指标（如交班遵从率、手卫生依从性及患者满意度等）。 根据任用条件，护士长需具备中级职称，5年以上工作经验；或具有大专以上学历兼5年护师工作经验。副护士长必须具备护师职称，5年以上工作经验。

续表

序　号	面谈模拟题目	回答人	回　答
10	贵院有专科护理师吗？专科护理师的教育程度如何，其工作跟护理师有什么不同？	护理部主任	我院有专科护理师。 如PICC专科护理师的任用条件：临床工作5年以上；有外出学习经历，获得专科（经外周至中心静脉置管术）证书；获得PICC操作合格证。 如PICC专科护理师的工作是专科护理门诊和指导实施医院PICC操作。
11	每个人都有岗位说明书吗？岗位说明书包括哪些内容？每个人的岗位说明书内容都一样吗？	人力资源部主任	每个人都有岗位说明书。 岗位说明书内容包括基本资料、任用条件、工作概述及工作职责。任用条件包括专业学科、学历/经历、专业资格/证书、素质要求。每个人的岗位说明书内容不一样，依照每个人的工作性质制定不一样的工作职责。
12	每位护理师如何得知其岗位说明书？岗位说明书上都有签名吗？	护士长/人力资源部主任	每位员工在到职1周内签订岗位说明书，其中有一份存放在科室供员工随时查阅。在每年11月，都会修订岗位说明书，并与员工充分沟通，员工和主管双方核实并签名。
13	一般护理人员的核心能力有哪些？	护士长/护理部主任	举例：急诊科护士。一名急诊科护士需要有一定的专业知识，如对急诊常见病的应急处置、分诊相关知识及群体伤应急处置知识等；还要有技术能力，如洗胃、除颤、吸痰及心电监测等；还需得到BLS、ACLS、PALS证书。 再举例：ICU护士。一名ICU专科护士需具备以下核心能力：①需经过严格的专业理论和技术培训，并考核合格；②要具备以下能力，如对各系统疾病重症患者的护理能力、预防和控制院内感染的能力、对重症患者的疼痛管理能力及重症监护的心理护理能力等；③掌握重症监护的专业技术，如血流动力学的监测技术、心电监测及除颤技术、氧疗气道管理和人工呼吸机的监护技术、血液净化技术、水电解质及酸碱平衡监测技术、重症患者营养支持技术及重症患者抢救配合技术等；④需获得BLS、ACLS、PALS证书。

续表

序　号	面谈模拟题目	回答人	回　答
14	请举例说明：对新到职护理人员的教育训练如何进行，如何确认她们的工作能力，何时考核？	护士长/总代教护士长	新到职护理人员在入职后1个月内须完成全院级、部门级及科室级岗前培训，并进行考核。在入职3个月后，进行试用期考核，考核通过成为正式员工；如果考核不通过，则延长试用期，3个月后再考核；如果延长试用期后考核仍不通过，则办理离职手续或转至其他部门。
15	如何进行员工考核，一年考核几次？	人力资源部主任	每年对员工进行年度工作表现的综合评价。制定《员工评价考核表》。该考核表由重要事迹、缺失事项、重要工作职责、绩效因素评估、质量与安全考核五个方面内容组成。先由员工对本人一年的工作情况进行自评；直属主管根据员工一年的工作表现做出客观、真实的评核；再由相关职能部门主管评核及分管院长审核，人力资源部汇总统计评核结果。 1年考核1次，在每年的1月10－31日完成考核。
16	医院有什么机制确保员工都会完成考核？	人力资源部主任	医院制定了《员工考核办法》，规定于每年1月10－31日完成员工考核。此办法中有一项规定，未按时完成员工年度考核评价工作的，由职能部门进行面谈，并暂缓奖金发放工作，以确保员工都会完成考核。目前，员工都100%完成考核。
17	如何确认护理人员在接下来的每一年都可以执行业务（较特殊业务），都可以继续在本科工作？	总带教护士长/护理部主任	每年有继续教育训练，有院外学习（学术会议、专科年会及进修学习等）、医院组织学习等科室专科学习（业务学习、技能训练等），并且每年都会执行年度考核，这样就可以确定其可以在本科继续工作。
18	针对该科特殊专业工作项目，有进行定期考核吗？请举例说明，如新生儿科的特殊专业工作项目有哪些，对哪些特殊专业工作项目需进行考核？	护士长/总带教护士长	针对该科特殊专业工作有进行定期考核。如新生儿科的特殊专业工作项目包括新生儿急救、新生儿给药、保温箱操作及蓝光箱操作等。 手术室的特殊专业工作项目包括外科手消毒、穿无菌手术衣、无接触式戴无菌手套、铺无菌器械台、传递手术器械、各种手术体位安置及各种仪器设备操作培训等。 血透室的特殊专业工作项目包括透析机操作、管路及透析器的安装、透析结束回血操作及透析过程常见报警处理等。

续表

序 号	面谈模拟题目	回答人	回 答
19	如何确认刚毕业的护理人员的执照是正确的，如何确认其毕业证书是正确的，查验记录在哪里？	人力资源部主任	刚毕业的护理人员在入职前向人力资源部提供资质证件；人力资源部通过电话、发函回函及网络方式查验其证件的真实性，并将查验记录存放于员工个人档案中。
20	执业执照需多久更新一次？每位护理人员的执照是否都被查验过，何时做证书及执照的查验，有无查验记录？	护理部主任/人力资源部主任	执照每5年更新一次(有国家文件)。人力资源部有查验登记。 人事部门每年检查更新员工个人档案，所具备的资质证书必须在有效期内。相关职能科室定期检查特殊上岗证书、急救证书的有效性，在到期前6个月通知个人办理证件更新，使档案维持最新状态。 将查验记录存放在员工个人档案里。
21	在执业执照更新时，是否有要求要达到多少小时的在职教育时数？教育训练记录为何？	总带教护士长	目前，执照更新没有此要求，但对职称有要求。初级职称需要取得医院内教育20学分，中级及以上职称取得医院内、医院外教育共25学分。
22	有急救证书吗？有特殊类别的CPR证书吗，有哪些？	总带教护士长	有急救证书。 有特殊类别的证书，如ACLS证书和PALS证书。 ACLS证书：ICU、急诊科、心内科、呼吸内科、感染科、手术室复苏室及ICU储备护士需具备。 PALS证书：ICU、新生儿科、手术室复苏室、急诊科及ICU储备护士需具备。
23	镇静训练的内容有哪些？哪些人需接受此类训练？在作业过程中，护理人员担任何种角色？	总带教护士长/科教科科长	镇静训练由麻醉科组织，训练内容有镇静操作知情同意、镇静前评估、镇静监测及镇静评分PACU。新生儿科、小儿科、急诊科、ICU及复苏室护士需接受镇静训练。在作业过程中，护理人员做的是镇静给药和镇静中监测。
24	对负责实施化疗的护理人员有哪些训练？	护士长/总带教护士长/科教科科长	(1) 院级培训：医院组织化疗培训，由护理部考核，资质认证，备案。 (2) 科内培训：根据科室疾病和化疗方案确定培训计划。科室每个护士在独立上班之前通过培训、考核，成绩合格后可以接触化疗。 培训内容包括：①化疗防护、泼洒的处理

续表

序　号	面谈模拟题目	回答人	回　答
24	对负责实施化疗的护理人员有哪些训练?	护士长/总带教护士长/科教科科长	(详见MMU3.1:化疗药物管理制度和化疗药物泼洒作业流程);②化疗相关操作流程和化疗相关的毒副作用(详见MMN.3.1:化疗给药技术规范);③掌握科内联合化疗的顺序。
25	如何确认血液透析室人员的能力足以胜任血液透析室工作?	护士长	血液透析室人员都有参加培训,并且每年通过考核,有血液透析上岗证书。专业技术考核和培训内容包括:①透析机的操作;②管路及透析器的安装;③透析结束回血操作;④透析过程常见报警处理;⑤动静脉内瘘上下机操作;⑥置管患者上下机操作;⑦透析机冲洗消毒技术;⑧血液滤过技术;⑨心肺复苏术;⑩血液透析护理常规。
26	如何针对护理人员特别做新生儿用药的训练?如何确认新进人员是否能正确给药?由谁来进行技术评核?若发现员工做得不好,会进行再教育吗?	护士长/总带教护士长	针对护理人员,有特别做新生儿用药的训练,在职人员有年度给药培训(儿科给药培训及新生儿急救药和常用药换算)。 由高年资的护士对新进员工进行岗前培训,试用期监督3个月。 由护士长与总带教护士长来进行技术评核。若发现员工做得不好,会重新进行培训和考核。
27	感控护理人员需要有哪些资格?	护理部主任/院感科科长	院感护理人员需要具备执业资格证,完成院感相关知识学习,参加院感科组织的培训和科室组织的培训,必要时外出参加培训。院感护理人员每年必修感染管制教育6小时及以上。
28	对急诊护理人员有哪些特殊的要求,有哪些特殊的教育训练?	护理部主任/总带教护士长/护士长	对急诊护理人员,要求有急诊上岗证、BLS、ACLS、PALS、科室专科技能(洗胃、吸痰、心电监护仪的使用)及仪器操作训练(除颤、呼吸皮囊)。特殊的教育训练包括分诊知识培训和群体应急知识培训等。

续表

序 号	面谈模拟题目	回答人	回 答
29	如何评估一位应届毕业的护理人员是否可以胜任手术室的工作，对其有哪些教育训练？	护士长/总带教护士长	参加手术室工作的护理人员需要具备手术室护士岗位培训合格证书，参加全院级、部门级及科室级岗前培训并考核合格；在入职后1个月内完成岗前培训；然后进入3个月试用期，试用期考核通过后成为正式员工。教育训练内容包括行政组织结构及环境、劳动纪律、岗位职责、质量改正、环境设备及安全条例、护理资讯、相关业务仪器设备操作监测保养、护理操作及应急流程。
30	新进护理人员如果不适应该部门工作，贵院会如何处理？如何协助新进护理人员转任？	人力资源部主任	新进护士会由带教老师做岗前培训，如试用期考核不通过，会延长试用期或换科室重新训练，如果还是考核不通过就办理离职手续。 举例：急诊科XXX，于前几年进急诊科；在完成岗前培训后，理论和技能达合格线；但工作态度、主动性及团体合作方面太差，护士长在了解科内人员的反映后未予以试用期考核。与其沟通后，延长试用期；在延长过程中指导其如何与他人合作，并加强主动性。延长试用期后考核通过，予以聘用。
31	在质量指标的监控上，科护士长及护士长扮演什么角色？	护理部主任	科护士长监督所属片区的品质指标，召集片区各科护士长来开会讨论、检讨并提出整改措施。护士长负责本科室质量指标收集、监测，并上报科护士长。
32	每位护理人员的在职教育训练怎么进行？都有记录吗？	总带教护士长	我院根据护理人员分层训练，完成培训计划。培训包括院级、部门级和科室级。根据各个科室的在职教育培训情况，2015年完成率为100%。 每个护理人员都有培训记录清单和员工教育手册。

（三）其他专业人员资质访谈QA

<table>
<tr><th>序　号</th><th>面谈模拟题目</th><th>回答人</th><th>回　答</th></tr>
<tr><td>1</td><td>每一职类在国内的资格要求有哪些，对学历有何要求？</td><td>人力资源部主任</td><td>（请结合各医院情况及相关规定制定）
我院对每一职类的资格要求不同。例如对放射技师、病理技师及检验师等有如下资质要求。
<table>
<tr><th>各类医技人员</th><th>学　历</th><th>资格证书</th><th>特殊上岗证/培训证</th></tr>
<tr><td>放射技师</td><td>中专及以上学历</td><td>专业技术资格证书</td><td>大型医用设备上岗合格证或医用设备使用合格证</td></tr>
<tr><td>输血科检验师</td><td>中专及以上学历</td><td>专业技术资格证书</td><td>岗位培训合格证书（输血技术）</td></tr>
<tr><td>病理技师</td><td>中专及以上学历</td><td>专业技术资格证书</td><td>岗位培训合格证书（病理技术）</td></tr>
<tr><td>心电技师</td><td>中专及以上学历</td><td>专业技术资格证书</td><td>心电图专业岗位培训合格证书</td></tr>
<tr><td>司机</td><td>不限</td><td>不需要</td><td>驾驶证</td></tr>
<tr><td>电工</td><td>不限</td><td>不需要</td><td>低压电工作业证/高压作业证/维修电工作业证</td></tr>
<tr><td>液氧管理员</td><td>不限</td><td>不需要</td><td>氧舱维护作业证/压力容器作业证</td></tr>
<tr><td>锅炉工</td><td>不限</td><td>不需要</td><td>锅炉作业证</td></tr>
<tr><td>污水处理工</td><td>不限</td><td>不需要</td><td>污水处理资格证</td></tr>
<tr><td>供应室消毒员</td><td>不限</td><td>不需要</td><td>压力容器作业证/消毒灭菌技术上岗证</td></tr>
<tr><td>电梯司机</td><td>不限</td><td>不需要</td><td>电梯司机作业证/电梯安全管理作业证</td></tr>
</table></td></tr>
</table>

续表

序　号	面谈模拟题目	回答人	回　答
2	每一职类专业执业证照取得的考核条件有哪些?	人力资源部主任	依据国家法律,医技、行政后勤人员不需要执业注册,但必须取得与执照相关的学历,并有一定的工作年限,才能参加职称晋升考核。如中级职称晋升条件:①中专学历,技师工作满7年;②大专学历,技师工作满6年;③本科学历,技师工作满4年;④硕士学历,技师工作满2年;⑤若取得相应专业博士学位,则无工作年限。
3	执照有效期为多久?是否有要求取得多少教育训练学分才能换照?	人力资源部主任	资格证书永久有效。上岗证年限要求:有些上岗证为永久性的,如心电图专业岗位培训合格证书、岗位培训合格证书(病理技术);有些上岗证有年限限制,如放射医技人员的大型医用设备上岗合格证或医用设备使用合格证。中级以上职称的医技人员每年需要接受继续教育并取得25学分。
4	医院有要求员工具备除国家规定之外的资格证书吗?是否要查验认证?	人力资源部主任	没有。都依照国家规定要求,没有特别要求补充证书。
5	如何编制每年的用人政策?	人力资源部主任	依据医院年度计划→主管根据部门年度目标、所开展的部门业务量、所开展的新技术或新增的科室→提出各部门人力需求计划→拟订全院年度人力编制计划→院长办公会议讨论决定→年度人力招聘计划→上报卫计局。 增配原则:除增补缺编人员外,还需考虑以下因素:①医生:业务量增加,新业务、新技术开展,人才梯队建设,人员储备;②护理人员:实际使用床位数增加,业务量增加,人才梯队建设,人员储备;③医技人员、行政后勤:出缺抵补(补充辞职出去缺编人员数)。 减配原则:①业务量减少,工作量下降;②科室合并;③工作外包。
6	医院如何招聘新员工?科室如何提出人员需求?如院部不同意,可以继续提出申请吗?	人力资源部主任	医院制定招聘办法,统一招聘新进员工。流程:根据年度人力编制计划→上报卫计局→公开招聘信息→报名→资格审查→考核→体检→公示→学历、工作经历及执照查验通过→入职。 科室填写《科室人员需求申请表》,经职能科室、人力资源部评估,院长办公会议讨论决定,进行招聘。 如院部不同意,可以再次提出申请,并写上申请理由。

续表

序　号	面谈模拟题目	回答人	回　答
7	贵院的招聘流程如何，谁参与招聘面谈的过程，有专业科目考试吗？	人力资源部主任	根据年度人力编制计划→上报卫计局→办理招聘工作→公布招聘信息→报名→资格审查→考核→体检→公示→资质查验→报到。卫计局成立招聘专家组。编外人员由人力资源部与需招聘人员科室一起招聘。有专业科目试题考试。
8	如何办理职前教育训练？新进员工教育训练包含哪些项目，如何评核？	人力资源部主任/科教科科长	新进员工于入职1个月内完成岗前培训，3个月内完成急救培训。岗前培训包括全院级、部门级及科室级的培训。全院级培训内容包括医院总体情况、规章制度、职业道德、医学伦理、患者安全与质量改进、消防安全、信息安全、员工保健和职业防护、院内感染控制及急救培训。医疗部门级培训内容包括医疗规章制度、疼痛评估、休克早期预警系统、临床用血管理、病历书写规范、住院医生规范化培训制度及处方规范化培训。护理部门级培训内容包括疼痛评估教育、护理病历书写、护士礼仪与职业道德、护士条例、护理部介绍、护理制度、护理安全与不良事件防范的培训。科室级培训内容包括科室管理制度、工作范围、劳动纪律、岗位职责、质量改进、有害物质及废弃物管理、环境设备及安全条例的培训。通过现场提问、试卷答题和操作考核的形式，各门考核均在80分以上为合格。新进员工在入职3个月进行试用期考核，考核通过，成为正式员工。
9	员工试用期为多久，可以延长几次，若试用期不通过，如何处理？	人力资源部主任	员工试用期为3个月。若考核未通过，可延长试用期一次，3个月后再考核。若试用期再次考核仍不通过，则办理离职手续或转至其他部门再试用。
10	医院对于各职类人员的在职教育训练有何规划？怎样进行教育训练？各部门都有各自的专业教育训练吗？教育训练的课程有哪些？	教科教科长	医院每年制订员工教育及进修计划，对不同职类人员均有相应的学习科目及学时要求。 按照员工教育计划要求，各子计划负责人组织员工进行现场授课、在线学习、技能培训及演练等，在员工考试及(或)考核合格后视为该科目通过，并在员工教育手册上记录，授予一定的学时数。各员工教育计划的子计划责任人在年终填写成果，并报告至教育管理委员会。 各部门均有各自的专业教育训练课程(各部门自己办理业务学习)。

续表

序　号	面谈模拟题目	回答人	回　答
10	医院对于各职类人员的在职教育训练有何规划？怎样进行教育训练？各部门都有各自的专业教育训练吗？教育训练的课程有哪些？	科教科科长	教育训练课程(国家规定、医院组织的学习)包括以下几个方面:①灾害应急教育训练;②火灾应急/自卫演练教育训练;③有害物质教育训练;④职业暴露教育训练;⑤质量促进和患者安全教育训练;⑥感染管制教育训练;⑦传染病防治知识教育训练;⑧伦理教育训练;⑨患者权利教育训练;⑩急救教育训练;⑪新进员工岗前培训教育训练;⑫生命末期照护教育训练;⑬疼痛评估教育训练;⑭医疗仪器使用教育训练;⑮专业继续教育训练及进修;⑯实习教育训练等。 备注:按国家规定、医院组织的学习及各部门自己办理业务学习等三个层面来讲。
11	急救教育政策:医院规定员工需多久接受一次急救教育课程？	科教科科长	全院员工都需取得BLS证书,有效期为2年,每2年需要培训一次。未按时取得证书的,通报、处罚、停职。
12	如果医生跨县市执业,那么需要在哪里登记？	医务科科长	需要在本地卫计局备案,经本院医务科确认。
13	关于学历证书、资格证书和执业证书,是否有向原颁发机构查验的记录,如何查验？	人力资源部主任	有查验的记录,查验方式有信函、电话及网络等。①通过发函和回函形式,经原颁发机构盖章核实查验;②通过打电话,向颁发机构咨询核实查验;③通过国家网站核实查验。
14	员工是否有参加必要的培训,如何查验？	人力资源部主任	有。通过打电话,咨询其在前一工作单位的工作经历,审核人核实签名。在护士长、主任等中层干部任职前,需查验其工作经历。在院外调入人员就任科主任、护士长职务前,需查验其工作经验。医技人员,如:放射技师,需取得大型医用设备上岗合格证或医用设备使用合格证;输血科技师需取得岗位培训合格证书(输血技术);病理技师需取得岗位培训合格证书(病理技术);心电技师需取得心电图专业岗位培训合格证书。后勤人员,如:电工需取得低压电工作业证、高压作业证及维修电工作业证;供应室消毒员确定取得压力容器作业证、消毒灭菌技术上岗证等特殊上岗证。查验方式有网络、电话及信函。

续表

序 号	面谈模拟题目	回答人	回 答
15	岗位说明书各个字段的内容有哪些？员工本人在被聘任时是否有亲自签名确认个人的岗位说明书？	人力资源部主任	岗位说明书内容包含基本资料、任用条件、工作概述及工作职责。任用条件包括专业学科（教育要求）、学历/经历、专业资格/证书及素质要求。 员工亲自签名确认岗位说明书。新进员工在入职后1周内签订岗位说明书。
16	何时修订岗位说明书？	人力资源部主任	(1) 一年修订1次，每年11月修订。 (2) 在部门/科室岗位工作职责调整、人员岗位调整时，须重新修订或调整符合其岗位的岗位说明书。
17	员工的试用期评核结果有哪些？从表中哪里可看出员工本人知道评核结果？	人力资源部主任	试用期评核结果有优秀、合格和不合格。在表中的试用期考核总分栏内体现考核结果。员工在员工意见栏内签署意见并签名，表示员工本人知晓并同意考核结果。
18	员工的年度考核由谁进行，员工本人是否知道考核结果？多久进行一次绩效评核，考核的评语如何？	人力资源部主任	员工年度考核由科室主管进行。考核结果由本人签名。绩效评核一年一次。考核的评语有写明个人优势以及需加强的方面。
19	员工是否具有急救证书？	科教科科长	员工有急救证书。医技、行政后勤及其他人员需进行BLS培训及考核，取得BLS证书，且该证书的有效期为2年。
20	外包人员需要接受教育训练吗，内容有哪些？	科教科主任	外包人员需要接受教育训练，内容有医院总体情况介绍、患者安全与质量改进、消防安全、院内感染控制、员工保健与职业防护、急救培训。上述内容既是院级岗前培训内容，也是在职教育培训内容。科室级岗前培训内容包括科室介绍、科室制度、岗位职责、劳动纪律及环境设备安全。
21	如何选任主管？	人力资源部主任	通过岗位公开竞聘，按照本院干部竞聘管理办法执行。

第八节　伦理框架和安全文化访谈

一、如何准备？

医院应该确认“伦理框架和安全文化访谈”会议的参与人员。医院领导层除应该熟悉所有的标准外，在参与评审前，还应该仔细阅读《JCI医院评审标准》（第5版）GLD章节和《JCI医院调查程序指南》（第5版）“伦理框架和安全文化访谈”问题示例，并将问题示例转化为PPT简报和QA形式。参与人员进行模拟讨论，从而能更好地应对评审委员们可能提出的各种问题。

（一）确认访谈参与人员

确认参与访谈的人员包括：①院长；②党委副书记（伦理管理委员会主任）；③业务副院长；④纪检监察室主任；⑤医评办主任；⑥医务科科长；⑦科教科科长；⑧财务部主任；⑨投诉办主任；⑩质控科科长；⑪护理部代表；⑫人力资源部主任。

（二）所需文件/材料准备

所需准备的文件/材料包括以下几个方面。

1. 医院制定的用于道德管理的所有架构文件，包括医院伦理管理委员会组织文件、医院伦理管理委员会章程、组织伦理准则、临床伦理准则、开展临床研究知情同意书的规定、开展临床研究管理的规定、开展临床研究的伦理审查步骤和程序、病情告知制度、尊重家属或授权委托人放弃心肺复苏或生命支持治疗的规定、患者知情同意、一致性医疗服务制度、患者隐私保护与信息保密制度、患者的权利与义务、患者抱怨的应对、人体器官和组织捐赠管理制度、患者欠费管理制度及员工聘用制度。

2. 医院制定的道德架构审查和所用的资源，包括制定道德架构所遵循的相关国内和国际标准、伦理道德教育训练（伦理教育训练计划、伦理教育训练成果报告）、伦理管理委员会会议记录、伦理审查和伦理议题的处置及对合理收费的内外部稽核。

3. 医院制定的与表现和行为相关的指南，包括关于漠视安全行为的纠正措施的公告、关于实施安全通报（IMSAFE）措施的公告、质量促进与患者安全（文化）管理计划。

4. 医院安全文化评估记录，包括医院员工安全文化调查及报告。

5. 行为准则的证据，包括医院质量与安全管理委员会、行为准则的内容及员工行为准则的教育。

6. 发扬安全文化的资源示例，如改善措施及成效示例。

（三）问题范例

● GLD.12：医院所使用的道德架构如何，该架构的制定方式如何？

● GLD.12 ME4：在制定/评估该架构时，参照了哪些国内和国际标准？

● GLD.12.1：如何确保患者的收费合理？所有收费都有审计吗？

● GLD.12 .2ME1：提升员工道德观念所采用的程序是什么？

● GLD.12 .2ME2：医院为员工提供了哪些道德相关的培训？

● GLD.12 .2ME3：解决道德问题的程序是什么，有专门的人员关注特定问题吗，或是否有委员会，是否利用外部资源？

● GLD.13ME2：行为准则的制定方式有哪些，行为准则所包含的内容由谁提供，如何对员工进行有关行为准则的教育？

● GLD.13ME4：如何确定和管理安全文化问题？

● GLD.13.1ME1：安全文化问题是如何上报的，你是否有已报告问题及其处理的示例？

● GLD.13.1ME4：如何评判医院内部的安全文化？

二、伦理框架和安全文化访谈QA

序　号	面谈模拟题目	回答人	回答答案
1	介绍一下组织伦理、临床伦理、研究伦理的架构及运作机制。	纪检监察室主任	无形伦理框架：医院宗旨、使命、愿景。 有形伦理框架：卫计局→医院领导班子→伦理管理委员会→组织伦理、临床伦理、研究伦理。 医院成立伦理管理委员会：由党委副书记担任主任委员，由分管医疗的副院长担任副主任委员，由医学专家、非医药人员及律师组成成员，必要时邀请社会人士和实习生代表参加。伦理管理委员会办公室设在纪检监察室，内设三个专责部门，即纪检监察室、医务科和科教科，分别负责组织伦理、临床伦理和研究伦理相关问题的日常处理工作。伦理管理委员会每季度召开会议，主要职责是制定伦理管理政策和规范，负责员工伦理教育和培训，依据一定的伦理学原则，审议伦理相关议案及接受伦理问题咨询等。 制定相应制度：依据国内、国际的伦理规范及相关法律法规，制定《伦理管理委员会章程》《组织伦理准则》《临床伦理准则》和《开展临床研究管理规定》《开展临床研究的伦理审查程序和步骤》《开展临床研究知情同意书规定》。 制定处置流程：根据不同的伦理议题，分别制定组织伦理、临床伦理和研究伦理的处置流程。
2	医院如何制定伦理问题的处理流程？	纪检监察室主任	医院分别制定组织伦理、临床伦理及研究伦理的处理流程、伦理问题医院内网电子申请流程。 员工在遇到伦理问题或困境时，可以通过电话、面谈、医院内网邮箱、信件及院长信箱等，以实名或匿名方式，根据不同伦理议题，向伦理管理委员会的3个专责部门（纪检监察室、医务科和科教科）反映或提出咨询。
3	伦理管理委员会的会议多久召开一次？	纪检监察室主任	根据《伦理管理委员会章程》规定，伦理管理委员会每季度召开一次会议。

续表

序　号	面谈模拟题目	回答人	回答答案
4	安全文化伦理框架是如何推动工作的,领导负责的内容有哪些?	纪检监察室主任/医评办主任	安全文化工作依据质量与安全计划四个层级架构(卫计局、领导、科部级及基层主管/员工)来推动。 领导层的任务: (1) 营造和支持促进有责任感和透明的组织文化。 (2) 发展和书面化处理。若发现不安全行为,及时矫正和规范。 (3) 为全体员工提供关于医院安全文化的教育和资讯(如文献和咨询)。 (4) 制订和管理关于院内安全文化的计划。 (5) 提供资源以促进和支持医院安全文化伦理框架工作:成立伦理管理委员会,由三个专责部门(纪检监察室、医务科和科教科)分别负责组织伦理、临床伦理和研究伦理的日常工作,每季度召开会议,制定伦理制度和规范,进行员工伦理教育和培训,审议伦理相关议案及接受伦理问题咨询。 领导负责的内容: (1) 研究制定医院伦理道德管理政策,并进行监督和指导。 (2) 执行医院伦理道德规范,保证医院的使命得以完成。 (3) 为解决患者在医疗中遇到的伦理困惑以及临床服务部门遇到的伦理困境提供支持。 (4) 审核患者参与临床研究、调查的计划,并监督执行。 (5) 审核与伦理相关的临床与非临床业务,并监督执行。 (6) 为医院发展的重要决策提供伦理咨询,确保重大决策符合道德要求,保证医院按正确方向发展。 (7) 为临床治疗措施和特殊技术应用的道德性质提供咨询服务,为医务人员提供符合医学伦理原则、有意义、有价值的咨询和建议。 (8) 负责员工的伦理教育和培训任务,使其深切认识与了解专业和个人的伦理责任,促进医患双方彼此尊重和合作,恪守伦理规范,保持职业尊严,维护良好的人际关系。

续表

序　号	面谈模拟题目	回答人	回答答案
5	律师在伦理管理委员会中的作用是什么？	纪检监察室主任	伦理议案涉及法律方面问题的，会提前通知律师参加，从法律层面保障员工和患者的合法权益。
6	伦理管理委员会有培训员工吗？培训的教育人群范围包括哪些？	纪检监察室主任	有。伦理管理委员会于年初制订伦理教育训练计划，内容包括观看伦理电影、集中教育培训、在医院内网上教育及接受咨询解决问题等。 接受教育的人群为全体员工、实习生及外包人员，并有规定的相应教育时数。
7	贵院有开展器官捐赠工作吗？此方面的伦理如何处理？	医务科科长	没有。目前，我院不具备开展人体器官摘取和移植的资质，因此不开展人体器官或组织的捐赠和获取工作。我院制定了《人体器官、组织捐赠管理制度》，为有志愿捐赠或移植人体器官、组织的个人提供转介服务和相关信息资讯服务；我院仅在符合法律法规、伦理道德和宗教文化的前提下，协助器官、组织捐赠的申请。
8	国内法律法规对于伦理问题有何规范？	纪检监察室主任	1. 国家食品药品管理总局制定了《药物临床试验伦理审查工作指导意见》《药物临床试验质量管理规范》，规范伦理管理委员会对药物临床试验的伦理审查工作。 2. 国务院令491号《人体器官移植条例》和国家卫计委《人体器官移植技术临床应用管理暂行规定》，规范了人体器官移植和人体器官移植技术的临床应用管理。 3. 国家卫计委《涉及人的生物医学研究伦理审查办法（试行）》，引导和规范了我国涉及人的生物医学研究的伦理审查工作。以上药物临床试验、人体器官移植和涉及人的生物医学研究项目，在医院均未开展。 4. 国家卫计委制定的《医疗机构从业人员行为规范》和浙江省卫计委制定的《浙江省医务人员医德考评实施办法》对医疗机构从业人员的行为规范做出了明确规定和具体要求。 5.《中国医生宣言》（中国医生协会，2011年，北京）承诺：平等仁爱，患者至上，真诚守信，精进审慎，廉洁公正，终生学习。

续表

序　号	面谈模拟题目	回答人	回答答案
8	国内法律法规对于伦理问题有何规范?	纪检监察室主任	6.《中国医生道德准则》(中国医生协会,2014年6月25日,北京)规定了医生应该遵守的基本道德准则。 7. 国务院令第649号《社会救助暂行办法》、财政部 民政部《城乡医疗救助基金管理办法》,规定了对于最低生活保障家庭成员、特困供养人员、县级以上人民政府规定的其他特殊困难人员,保障其获得基本医疗卫生服务。 8. 浙江省人民政府《关于建立疾病应急救助制度的指导意见》规定,对需要急救但身份不明、无能力支付医疗费用的急重危伤患者给予及时救助。
9	关于伦理的国际内容有哪些?请举例。	纪检监察室主任	1. 里斯本宣言(Lisbon Declaration):世界医生总会,于1981年提出,捍卫患者权利。 2. 日内瓦宣言(Geneva Declaration):医生誓言。 3. 赫尔辛基宣言(Declaration of Helsinki):是涉及以人为受试对象的生物医学研究的伦理原则和限制条件。
10	当医院员工有伦理议题或医疗问题时,医院或伦理管理委员会怎么处理?	纪检监察室主任	医院分别制定了组织伦理、临床伦理和研究伦理的处置流程。员工当遇到伦理问题或困境时,可以通过电话、面谈、医院内网邮箱、信件及院长信箱等,以实名或匿名方式,根据不同伦理议题,向伦理管理委员会的3个专责部门(纪检监察室、医务科和科教科)反映或咨询。专责部门受理后,提供解决方案。如果专责部门无法直接解决的,则将问题提交伦理管理委员会讨论。根据讨论意见,专责部门指导呈报人解决问题。 在每季度召开伦理管理委员会会议时,报告当季度发生的伦理案件处理情况,并分析讨论是否需将其编入准则或列入教育题材。

续表

序　号	面谈模拟题目	回答人	回答答案
11	临床人员是否可以匿名提出伦理困境的咨询？	纪检监察室主任	可以。《组织伦理准则》和组织伦理问题处置流程都支持匿名检举。临床人员可以通过信件或院长信箱等提出。院长信箱每周三由纪检监察室收集。
12	当患者拒绝输血时，护理人员该如何处置？请举一实例说明。	医务科科长	医院没有患者拒绝输血的情况，但会有其他临床伦理案例（列举发生的临床伦理案例）。
13	假设今天在照护患者时，员工本身有问题，怎么处理？	医评办主任	员工可以通过不良事件报告系统通报该事件。医院鼓励事件通报，并对事件进行分析，评估是否属于系统问题，如是系统问题则在系统上予以整改，而非惩罚个人。
14	漠视安全的行为有哪些？请举例说明。	医评办主任	医院规定以下三种行为属于漠视安全的行为。 （1）未依规范执行手术和操作前应执行的暂停核查程序（Time-out）。 （2）未依规范执行手术部位标记工作（Surgical site marking）。 （3）在上班或值班时无法联络到，危及患者安全。 例如：医院会对Time-out及手术部位标记遵从率差的科室科主任和员工进行约谈，提出改善措施，并持续评估科室和个人的遵从率。
15	有没有关于行为准则的文件？文件是怎么呈现的？（评审委员现场查看每年文件签字情况）	医评办主任	有，包括医疗机构从业人员行为规范、漠视安全行为公告等。这些文件通过医院质量与安全管理委员会审核并发布通告。呈现形式有文件形式发布、医院内网公告及伦理教育课程培训。
16	在非预期事件发生时，如何处理？处理原则是否透明？针对举报人如何处理？	医评办主任	员工个人可以通报错误和迹近错误，不需要担心受到谴责或处罚；医院内网有不良事件报告系统，医院内若发生非预期的、不期望的或有潜在危险的事件，鼓励员工积极按规定上报。报告的基本原则：自愿性、保密性、非处罚性、公开性。

续表

序　号	面谈模拟题目	回答人	回答答案
17	出了问题，谁负责与患者沟通？请举例说明这个流程。	投诉办主任	依据医院制定的《患者抱怨的应对》，按如下流程处理。 (1) “首诉负责制”，首次接待科室做好登记工作，第一时间协调解决。 (2) 接待科室（部门）无法立即协调解决的，协调投诉人到投诉办投诉。 (3) 投诉办将问题转相关归口管理科室调查。 (4) 管理科室将调查处理意见反馈给投诉办。 (5) 待解决问题的意见经领导批准后，投诉办答复投诉人。
18	医疗事故如何处置？有没有指南指导各级员工处理？	投诉办主任	如患者抱怨上升为医疗纠纷或事故，医生→科主任→投诉办→分管院长和卫计局，按照医疗纠纷、事故处理办法处置。 有指南指导各级员工处理。（以浙江省宁波市为例）医疗纠纷或事故的处理指南有浙江省人民政府令第269号《浙江省医疗纠纷预防与处理办法》、宁波市人民政府令第153号《宁波市医疗纠纷预防与处置暂行办法》。 医疗纠纷或事故的解决途径有三个：理赔中心评判、医学会鉴定、法律起诉司法鉴定。 医院医疗质量与安全管理委员会每季度召开会议，抽取医疗事件判定专家库成员11名，对医院发生的各种医疗纠纷和医疗投诉进行判定，并对当事责任人提出处理意见；总结分析医疗质量和安全工作，对存在的问题提出改进意见，同时上报至院长办公会议。
19	法律法规清单中有哪项与临床有关，是否为政府发布？请举例说明。	医务科科长	在我院法律法规清单中与临床相关的法律法规有116项，全部属于政府发布，如执业医师法、侵权责任法。
20	有没有与员工相关的伦理道德的内容？请举例说明。	纪检监察室主任	有。如《组织伦理准则》中有规定，不得利用职务便利获取“红包”“回扣”等不当利益。 在诊疗过程中，经常会有患者或家属向医

续表

序　号	面谈模拟题目	回答人	回答答案
20	有没有与员工相关的伦理道德的内容？请举例说明。	纪检监察室主任	生赠送红包、购物卡及物品，特别是要做手术的患者。而医生会通过病区的护士长或纪检监察室，在手术后，将所赠钱物退还给患者或家属。我们重点岗位（如采购等）也有供应商赠送现金、物品等的现象。据统计，2015年1－12月退还红包等合计95100元。
21	员工的伦理问题及如何规范，如果员工行为有偏差怎么办，有人上报吗？	纪检监察室主任	《组织伦理准则》中有规定，要遵循医院的宗旨，以合乎伦理原则的行为处理事务；应及时汇报个人与本院有利益冲突的活动，实行回避制度；不得利用职务之便谋取私利或收受贿赂；对于本院的机密信息负有保密义务。列举发生的组织伦理案例。
22	有没有医生为追求奖金而做了不该做的事情？	纪检监察室主任	没有。 根据国家卫计委《关于加强医疗卫生行风建设“九不准”》的规定，不准将医疗卫生人员个人收入与药品和医学检查收入挂钩。
23	若员工出现轻微行为偏差，是否会影响临床工作？有无同事举报纠正？	医评办主任	若员工有轻微行为偏差，要立即予以纠正，避免影响临床工作。 有同事举报。在不良事件报告系统上，有举报他人事件栏目。 医院不会处罚发生错误的员工。
24	如果有医护人员饮酒，该如何处置，是否有制度？如果员工家人或自己生病，医院如何做支撑，有无处理？	医评办主任/纪检监察室主任	1. 从未发生当班医护人员饮酒的事件。如有发生此类事件，应安排其他员工代替上班。 2. 医院有实施安全通报（IMSAFE）措施的公告，当出现身体不适影响作业，服用药物引起嗜睡昏沉，睡眠不足打瞌睡，饮酒宿醉，过度疲劳，情绪低落或暴怒而无法作业或影响他人作业这六种情况，担心影响临床照护时，可以通过不良事件报告系统中的“其他类别”通报。通报者根据不良事件上报奖励。医院将了解员工和科室需求后进行妥善安排，以确保临床作业安全进行。 3. 当员工生病时，医院工会代表医院看望慰问。员工可以通过异常事件系统报其他事件IMSAFE情况。

续表

序　号	面谈模拟题目	回答人	回答答案
25	员工聘任和解雇流程怎样?	人力资源部主任	**聘任程序:** 根据年度人力编制计划→上报卫计局→公开招聘信息→报名→资格审查→考核→体检→公示→学历、工作经历及执照查验通过→入职。员工的学历、经历和执照在入职前经查验,结果核实,再经科室主管及分管院长签署聘任表后,该人员才能被聘任为本院员工并签订合同。 **解雇原因规定:** ★《员工聘用制度》明确有如下规定。 (1) 发现受聘人员不符合录用条件的。 (2) 连续旷工超过10个工作日或者1年内累计旷工超过20个工作日的。 (3) 未经聘用单位同意擅自出国或者出国逾期不归的。 (4) 违反工作规定或者操作规程,发生责任事故或者失职、渎职,造成严重后果的。 (5) 从事第二职业严重影响医院工作或在院内造成极坏影响的。 (6) 因体制改革、机构精简、编制缩减等原因,需要减员而本人拒绝被安排其他工作的。 (7) 被判处有期徒刑以上刑罚而收监执行或者被劳动改造的。 ★《劳动合同管理办法》有如下规定。 (1) 在试用期间被证明不符合录用条件的。 (2) 严重违反劳动纪律或者医院规章制度的。此项具体指:一年内连续旷工超过10天或累计旷工超过20天;经常擅自离开工作岗位或串岗的;不能遵守医院规章制度,工作或服务态度差,损害他人或医院利益的;无理取闹、打架斗殴,严重影响医院工作秩序的;贪污、盗窃、赌博或吸毒等,但尚不够刑事处分的;其他严重违反劳动纪律的行为。 (3) 严重失职,营私舞弊,对医院利益造成重大损害的。 (4) 被依法追究刑事责任的。 **解雇流程:** 医院制定的《员工聘用制度》《劳动合同管理办法》明确规定了在什么情况下可以解雇员工以及解雇员工的流程。解雇流程

续表

序　号	面谈模拟题目	回答人	回答答案
25	员工聘任和解雇流程怎样？	人力资源部主任	如下：提前30日以书面形式通知员工→下发解聘文件→通知其办理离院手续。 人事争议的处理：聘用合同当事人因履行聘用合同发生争议的，应当协商解决；协商不成的，当事人可以向主管部门申请调解，也可在争议发生之日起60日内向县人事争议仲裁机构申请仲裁。 人事争议的处理：在劳动合同履行中，医院和劳动者双方发生劳动争议时，应当协商解决；协商不成或不愿协商的，可以向县劳动争议仲裁委员会申请仲裁。医院和劳动者任何一方也可以直接向县劳动争议仲裁委员会申请仲裁。对仲裁裁决不服的，可以向当地人民法院提起诉讼。
26	如果有医生给患者诊病不写记录或不给患者诊病就写记录的情况，有没有发现的流程及处理方式？	质控办主任	根据《病历质量检查制度》，每月对门诊病历和住院病历进行抽查，对不合格的病历进行扣罚。 对于医生给患者诊病不写记录或不给患者诊病就写记录的情况，根据投诉办的统计情况进行分析，但至今未收到类似投诉。
27	过去一年有无伦理案件上报？	纪检监察室主任	有。今年共受理伦理案件×例，每季度向伦理管理委员会报告。
28	你们是如何测定贵院的安全文化到达了什么水平的？	医评办主任	我们应用医院安全文化调查问卷进行测定。我院安全文化总水平为59.77%，处于同类医院一般水平以上。
29	你觉得在心理受损时是否安全？如何测定安全文化实施情况？问卷中有无关于心理安全方面的问题？	医评办主任	员工在心理受损时是不安全的。 应用医院安全文化调查问卷来测定安全文化实施情况。 问卷中有心理安全问题，如： 1. 疲劳削弱我在紧急状况下的工作表现（如抢救患者、患者抽搐）。 2. 当我的工作负荷过重时，会对我的工作造成负面影响。 3. 当我疲劳时，工作效率降低。 4. 在紧张或敌对的情况下，我较会犯错。

续表

序　号	面谈模拟题目	回答人	回答答案
30	员工在心理受损时可以通过什么途径上报？请举例说明。	医评办主任	可以通过不良事件报告系统上报。例如输液室有一名护士由于静脉注射失败，多次给患者家属道歉，被患者家属辱骂，感到极度委屈，心理受损，护士长通过不良事件报告系统上报，医评办立即组织护理部主任、工会和护士长慰问和安慰该名护士，给予3天假让其在家休息，待其心情平复后继续原岗位上班，现该护士状况良好。
31	下级医生对上级医生提出质疑，下级医生是否安全？在医院文化调查问卷中有无关于这方面的问题？	医评办主任	安全的。 在医院安全文化调查问卷中关于这方面的问题有： 1. 本科室充分接受同事的意见。 2. 在本科室意见有分歧时，可妥善解决（讨论的重点是什么对患者最好，而不是讨论谁是错的）。
32	如何将安全文化议题落实于员工之间？或员工如何与医院沟通安全文化议题？	医评办主任	员工与医院之间可以通过短信、医院内网、座谈会及不良事件报告系统等形式沟通安全文化议题。
33	在接收到危害安全事件的通报后，质量管理部门如何处置或进行后续作业？	医评办主任	评估事件的严重度，如符合警讯事件，则在45天内进行根本原因分析，并在医院内网公告发布。
34	临床试验或研究计划主持人是否可以招募其下属担任受试者？	科教科科长	我院没有临床试验。
35	患者如有经济困难，交不出医疗费用，如何处理？有遇到这样的患者吗？请举例说明。	财务部主任	关于这个问题，有如下规定和意见：国务院令第649号《社会救助暂行办法》，财政部 民政部《城乡医疗救助基金管理办法》，浙江省人民政府《关于建立疾病应急救助制度的指导意见》，医院的《医疗欠费管理制度》和《急救绿色通道管理规程》。 处理流程：由科室填写欠费治疗申请表，经院长审批后继续治疗；患者或其家属提交经济困难医疗费减免申请报告，由居委会或村委会盖章确认，经院长审批或院办会议讨论后，财务部向卫计局、红十字会或县慈善总会等相关部门申请救助，或在医院做坏账处理。

续表

序　号	面谈模拟题目	回答人	回答答案
35	患者如有经济困难，交不出医疗费用，如何处理？有遇到这样的患者吗？请举例说明。	财务部主任	举例：吴××于2013年10月30日因交通事故入住我院ICU，我院先予以开通绿色通道，总值班领导审批后给予欠费治疗，当天抢救无效死亡，欠费×××元。因患者家属及肇事方均生活困难，由患者家属提供经济困难证明，经院长审批给予减免×××元，医院将吴××欠费情况上报卫计局后，财政给予补助。

第三章
JCI正式评审具体安排及注意事项

本章节主要介绍正式评审前的沟通、评审时的注意事项及正式评审期间的具体安排。

第一节　JCI评审前的沟通

医院在6个月前向JCI总部提交申请表后，JCI总部将系统性安排调查时间。

在调查前的8周内，JCI总部会与医院沟通确定正式评审日期，并将评审委员的姓名和简历告知医院。

JCI评审组组长在调查前4～8周联系医院的联系人，最终确定评审日程并获取调查信息。在这期间，医院的联系人必须与JCI评审组组长保持密切联系，这样不仅可对评审行程、时间和地点及时做出修改，还可以就有关行程做咨询，如访谈场次的安排、重点注意事项等。

评审行程及评审委员人数与医院规模有关。评审团队都由医生、护士和行政人员组成，分别对不同部门做非常彻底的访查及评审，一般行程为4～5天，他们分成各小组同时进行访查。

医院联系人在评审前必须与评审委员保持密切的联系，沟通有关机票签证、评审委员们的饮食喜好及接机安排等事项，让评审委员们感受到医院对此次评审的热情和诚意。如有任何疑问，也可在评审委员们到达前就先行沟通好，使评审过程更加顺利。

第二节　JCI评审时员工准备的注意事项

一、员工如何应对评审委员的提问

1. 保持自信、镇静、友善(请保持友善的微笑)。

2. 只回答被问到的问题(说你知道的)。

3. 在回答问题前应谨慎思考,如不清楚问题,可请评审委员再说一遍。

4. 如不知道答案,不要回答“不知道”,而应该说“我去查一下再答复您”。

5. 必要时,可以利用你的笔记、资料夹、电脑文件及海报等帮助回答,你不必记忆所有的内容,但需清楚地知道这些资料的放置地点及如何查阅,并将相关资料呈给评审委员看。

6. 尽可能举出制度或流程以支持你的答案。

7. 不要主动提供额外的信息,因为评审委员们会因此而询问更多问题。

8. 在回答时,避免使用“我们大约知道怎么做”或“我们有时会做”等,而要回答“这是我们所遵循的标准”。

9. 绝对不可以说“我们大部分时间有做,但是我们有时没做”。

10. 在评审委员们前面不要表示不同意同事的答案或强调你个人的不同意见。

11. 要有正面的态度,评审委员们是来帮我们改进的,将他们的意见或建议用在质量改进上。

12. 在非必要状况下,科主任及护士长不应抢先回答问题,而应引导员工按正确的方向回答。

13. 务必使用中文回答,勿用外语。因为当你的回答由翻译员用外语向评审委员陈述时,如果翻译员的陈述不符合你的原意,你还有机会更正。

二、如何应对评审专家到科室追踪

1. 科主任、护士长要在电梯口迎接。

2. 在接到评审委员后,要欢迎评审委员来科室检查,并询问评审委员是直接到准备好的访谈房间还是先巡视一下病房。通常,评审委员会先巡视病房(重点查看护士站、急救车、除颤仪的放置点,查看检查记录并提问,查看药品冰箱、治疗室、输液室、污物间及病房设施并提问)。在此过程中,科主任向评审委员简要汇报科室基本情况,如科室医生数、护士数、床位、主要收治病种、平均住院日及质量指标(呈报一个改善案例)等。

3. 评审委员在巡视完病房后,会要求抽取病历进行检查和提问。抽好病历后,将评审委员带至准备好的访谈房间。

4. 患者治疗小组医护到场(住院医师、主治医师、副主任或主任医师、责任护士)。

5. 病史汇报要求:一般由治疗小组的住院医师负责汇报。汇报一般控制在5～10分钟。

(1) 要求:简明扼要,重点突出。

(2) 汇报格式:①患者基本信息,如姓名、出生日期和职业;②本次就诊的主要症状(或体征)及持续时间;③本次疾病的发生、演变和诊疗等方面的详细情况;④患者过去的健康和疾病情况,尤其是有无过敏史;⑤个人史、婚育史和家族史;⑥体格检查中的阳性发现;⑦辅助检查;⑧初步诊断及治疗计划,收治标准;⑨入院后的诊治过程及目前状况。

6. 注意事项如下。

(1) 确保与本次入院相关的门(急)诊记录的完整性。

(2) 所有医护人员(尤其是住院医师、责任护士)必须熟悉分管患者的病情、诊疗计划,及时关注各种检查结果,尤其是异常检查结果和会诊意见建议,按照要求做好病程记录。

(3) 熟悉医院各种制度,尤其是与本职工作密切相关的各种医疗制度,熟悉各种医疗护理表格,能及时找到并指出各种记录所在的位置。

(4) 各级医生必须知道自己的权限,什么能做,什么不能做。

(5) 在见到检查者时,应有礼貌地进行自我介绍(请用中文)。

(6) 访谈期间,请把手机关机或事先交给其他医务人员代为回复。

(7) 科室员工应知晓改善项目、改善措施及个人年度指标值。

7. 科室访谈房间准备如下。

(1) 房间要干净整洁,准备水果及茶水,地面无纸板箱,桌面无杂物、积灰。

(2) 访谈安排在病区示教室或医生办公室,并有进入医护电子病历、医嘱系统的电脑。

(3) 备齐科室部门服务计划,科室质量改善暨患者安全(QPS)监测指标PDCA改善表格和幻灯片,前10种手术和收住病种的诊疗和操作规范、临床指引、临床路径及科室质控会议记录等。

三、员工须知

1. 仪表端庄,佩戴胸牌,根据工作岗位不同,要求穿戴相应的工作服,并保持整洁和不破损。

2. 礼貌、热情、主动地为有需要的患者或家属提供就医指导。

3. 牢记本人岗位职责、所在岗位相关制度、岗位质量标准和改进方法。

4. 掌握心肺复苏技术。

5. 熟悉新员工岗前培训内容。

6. 每位员工都要熟悉医院内网各专栏查询方法及内容。

7. 在每个门诊诊室，如有患者就诊，必须关门。在病房给患者检查、操作时，必须拉上床帘。

8. 每位员工在看到吸烟的家属或患者时，应立即阻止；看到地面有烟蒂，立即捡起，交给保洁工人，由保洁工人统一丢至病房外面垃圾桶内。

9. 抽到档案的员工，请本人及所在科室科主任、护士长配合，等候评审委员询问。

10. 要知晓：如果病房内发生火灾，你是如何处理的；如果患者需要疏散，应疏散到哪里。

11. 你要知晓本科室在本年度内的消防演练时间。

12. 要知道科室消防栓、灭火器及疏散通道的位置。

13. 要知道氧气阀门的位置。

14. 要知道如在转运患者时，电梯发生故障，应如何处理。

15. 员工禁止在戴手套接触患者后，再接触其他工作区域或物体表面（不能只保护自己而不保护患者）。

16. 降低院内感染的最好措施（或方法）是洗手。

17. 要知晓医院在本年度内居于前2位的耐药菌是什么。（按医院实际情况。本年度内居于本院前2位的耐药菌是金黄色葡萄球菌、鲍曼不动杆菌。）

18. 要知晓紧急突发事件广播代码。

紧急突发事件广播代码表

事件名称	广播代码
火灾	楼号＋地点＋全院绿色
急救事件	楼号＋地点＋999
大量伤患	急诊333
婴儿失窃	楼号＋全院666
暴力事件	楼号＋地点＋状态红色

19. 紧急突发事件通报电话。

紧急突发事件通报电话表

事件名称	日间通报科室/电话	夜间通报科室/电话
火灾	(监控中心)8×××/65736×××	(监控中心)8×××/65736×××
停水	(动力科)8×××/65736×××	(动力科)8×××/65736×××
停电	(动力科)8×××/65736×××	(动力科)8×××/65736×××
停气	(液氧站)8×××/65736×××	(液氧站)8×××/65736×××
暴力事件	(监控中心)8×××/65736×××	(监控中心)8×××/65736×××
急救事件	院内座机6×××,成人按“1”/儿童按“2”挂机。 无座机时,拨打65736×××,告知监控室急救对象为成人或儿童,并报告具体位置	
婴儿失窃	(监控中心)8×××/65736×××	(监控中心)8×××/65736×××
信息系统故障	(信息科)8×××/65736×××	(综合服务中心)6×××/65001×××
急诊大量伤患	(监控中心)8×××/65736×××	(监控中心)8×××/65736×××
有害物质泄漏	(防保科)6×××/65736××× (虚拟网)568×××/567×××	(虚拟网)568×××/567×××
新发传染病	(防保科)6×××/65736××× (虚拟网)568×××/567×××	(虚拟网)568×××/567×××

20. 院内常用联系电话。

院内常用联系电话

科　室	外　线	内　线	科　室	外　线	内　线
保安监控	65736×××	8×××	保洁公司	65736×××	8×××
综合服务中心	65001×××	6×××	电工值班	65736×××	8×××
床位协调中心	65736×××	6×××	设备维修	65736×××	8×××
计算机中心	65736×××	8×××	维修组	65736×××	8×××
总值班手机	137××××××××　虚拟网:562×××				

第三节　JCI评审期间具体安排

一、评审期间注意事项

1. 着装，要求所有人员穿正装，佩戴胸牌，不得穿牛仔裤和运动鞋。

（1）医生（男）：深色裤子，浅单色衬衫，深色领带，深色皮鞋，外穿白大褂。

（2）医生（女）：深色裤子，浅色上衣，深色皮鞋，外穿白大褂。

（3）护理人员：护士衣、裤、鞋。

（4）行政人员（男）：深色西服，浅单色衬衫，深色领带，深色皮鞋。

（5）行政人员（女）：深色职业套装，浅单色衬衫，深色皮鞋。

（6）后勤人员：工作衣、裤。

2. 在评审委员进场时（包含开幕/闭幕式、各项访谈会议），全体起立鼓掌直至评审委员入座；在评审委员离场时，全体起立鼓掌欢送评审委员离开会场。

3. 每日17:00召开检讨会议，参加人员有JCI领导小组成员、陪评人员及指挥中心人员。

4. 各组有需向评审委员申诉及补充的资料可于每日晨会后提交给评审委员。

二、评审期间幕后准备分工

1. 指挥中心：事前准备总负责，开幕/闭幕时通知全院中层员工。

2. 院办公室：工作人员误餐盒饭确认，专业摄像师邀请，欢迎海报制作、评审委员及翻译员点餐本、开幕式照相、制作相片集（U盘）。

3. 总务科：由总务科落实电梯管理人员进行全天电梯管控。

4. 接待组（会务）：各会场布置（备杯水），其他文书制作（桌牌、柜子牌及名牌）。

5. 接待组（评审委员、翻译员接待）：评审委员及翻译员接待/餐饮，休息室管控/清洁。

6. 信息组:电脑设备摆放及信息系统维护。

7. 清单资料组:由医务科落实专人于每日早上7:30前将当日住院患者名单、当日手术及侵入性操作排程(各1份)送至评审委员办公室,4份交到指挥中心。

8. 人力资源部:于评审首日负责提供全院员工中文(有英文职称与科室)花名册,1份给评审委员,2份给指挥中心。

9. 质控办:落实专人提供标准空白病历。

10. 医评办:准备医院平面图,负责必要文件电子档案的上传和必要文件资料夹的准备。

11. 各科室:负责文件夹、质量指标海报及流程图上架。

三、陪评分组安排

(一) 陪评组人员分工

陪评组人员分工见下。

评审人员分工

组　别	医疗组（Physician）	护理组（Nurse）	管理组（Administrator）	临床组（Clinician）
	Team 1	Team 2	Team 3	Team 4
主陪人员	分管副院长*	分管副院长*	分管副院长*	分管副院长*
翻译员	*	*	*	*
观察员	*	*	*	*
副主陪人员	医务科科长*	质控办科长*	医学装备部主任*	医评办主任*
	药剂科主任*	护理部主任*	保卫科科长*	ICU主任*
	护理质控员*	院感科科长*	动力科科长*	护理部副主任*
	麻醉科副主任	防保科科长	防保科干事	麻醉科主任*
联络员				
记录人员				
病历组代表				
麻醉科代表				

续表

组　别	医疗组（Physician）	护理组（Nurse）	管理组（Administrator）	临床组（Clinician）
	Team 1	Team 2	Team 3	Team 4
质控科代表				
营养科代表				
药剂科代表				
院感科代表				
防保科代表				
设备科代表				
后勤组代表				
康复科代表				
人力资源部代表				
信息科代表				
摄影人员	*	*	*	*
保安人员				

备注：如果评审委员要求减少陪评人员，则标"*"的优先陪评，其余人员退为二线陪评人员。

（二）陪评人员工作职责

1. 主陪人员提前5分钟到评审委员会议室，接评审委员进行下一步活动。

2. 副陪人员管制该组受评单位现场状况及适度清场（由每组第一位副陪人员负责）。

3. 每组确定专人负责判断现场紧急状况并反馈至指挥中心，由总指挥（或副总指挥）决定是否通告全院。

4. 每组确定专人负责随时确认本组人员是否到齐。

5. 每组确定专人负责携带各组中英文政策。

6. 记录人员使用医院办公室所提供的专属记录表格，全程记录，记录内容需包含评审委员访问地点、问题、回答人员姓名及回答内容（如回答错误，请勿于医院内网发布），现场记录需即时传回至指挥中心；并记录院内检讨会内容。

7. 联络员职责如下。

（1）负责随时将记录人员记录及现场发现的需要紧急处置的问题拍照并传回至指挥中心，或者联系指挥中心记录回收人员前来取记录回指挥中心打字。

（2）按主陪/副陪人员指示，调度各相关人员应对问题。

（3）随时向指挥中心报告评审现场状况及下一站动态。

（4）管理评审委员、翻译员的物品（英文政策、口罩、白大褂及水），随时了解评审专家的需求。

8. 摄影人员负责拍照，并于每日中午、下午将照片交至院办。

四、指挥中心职责

1. 指挥官/各组负责人职责如下。

（1）掌握整体（各组）流程/各组动向，解决突发问题。

（2）每日记录汇整，召开检讨协调会议。

（3）确认医院内网即时讯息发送内容。

（4）确认最新各组委员动态及注意要点，并群发简讯。

2. 信息发布人职责如下。

（1）确认医院内网即时讯息发送。

（2）确认最新各组委员动态及注意要点，并群发简讯。

3. 记录回收/机动人员职责如下。

（1）以即时通信手段（如微信等）接收现场最新记录，如拍摄不清楚，请立即至现场找联络员拿纸本记录。

（2）依据指挥官或负责人指示机动安排。

4. 打字人员职责如下。

每日中午完成上午记录，17:00前将当天记录提交给院领导和各组组长。

5. 相片收集与制作人员职责如下。

每日收集照片，并于评审当日制作成相片集，于闭幕式播放。同时制作成光盘，赠送给评审委员。

6. P&P查询人员职责如下。

协助解决突发问题中相关P&P文件查询问题。

五、评审期间短信接收分组

评审期间，短信接收分组为全院职工（另加保洁公司、保安公司及洗涤公司等外包公司负责人)、全院中层、陪评组、接待组、人事资料组、病历资料组和后勤资料组。

六、JCI评审日程安排

关于JCI评审日程安排,下面以宁波第四医院2016年1月评审日程安排为例进行阐述。

(一) JCI正式评审行程

评审日程安排(2016年1月18－22日),见下。

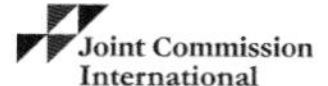

Survey Agenda
Ningbo Fourth Hospital
Ningbo, China
January 18－22, 2016

DAY ONE				
Time	[illegible] Physician Surveyor (医疗组 [illegible])	[illegible] Nurse Surveyor (护理组 [illegible])	[illegible] Administrator Surveyor (管理组 [illegible])	[illegible] Clinician Surveyor (临床组 [illegible])
7: 45－8: 00	**Team Meeting with Survey Coordinator and Translators** (Discussion of the logistical support issues and requirements) 评审委员及翻译员会议			
8: 00－8: 20	**Opening Conference and Agenda Review** 开幕式与行程确认			
8: 20－9: 00	**Orientation to the Organization's Services** (1) (Including Organization Chart, Services, Teaching Programs, Research Programs) 医院简介(院长简报)			
9: 00－10: 00	**Leadership for Quality and Patient Safety Interview** (2) 品质与患者安全领导访谈			
10: 00－12: 00	**Document Review** (One room with a separate working area for each team member, see Survey Process Guide 5th Ed.) 文件审查 请给每位评审委员提供一间会议室			
12: 00－13: 00	**Surveyor Working Lunch－Team Debriefing and Survey Planning** (Surveyors will eat alone as this time is used for survey planning) 评审委员午餐(评审委员自行用餐)			
13: 00－16: 00	**Individual Patient－Department/Service Quality Measurement Tracer** **部门/品质追踪**	**Individual Patient－Department/Service Quality Measurement Tracer** **部门/品质追踪**	**Facility Tour** **设施设备访查**	**Individual Patient－Department/Service Quality Measurement Tracer** **部门/品质追踪**
16: 00－16: 30	**Meeting with Survey Coordinator** (3) (Identify needs for the following day) 与医院负责人([illegible])进行会议,确认次日内容			
16: 30－17: 30	**Surveyor Planning Meeting** (This is a private meeting of the surveyors for planning the agenda and activities for the following day and may be held in the hotel) 评审委员会议			

JCI评审日程安排(一)

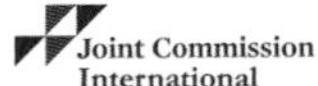

Survey Agenda
Ningbo Fourth Hospital
Ningbo, China
January 18—22, 2016

DAY TWO				
Time	Physician Surveyor	Nurse Surveyor	Administrator Surveyor	Clinician Surveyor
8: 00—9: 00	**Daily Debriefing** (Time for surveyors to share with the organization observations from prior day) 晨间报告			
9: 00—10: 30	**Individual Patient—Department/Service Quality Measurement Tracer** 部门/品质追踪	**Individual Patient—Department/Service Quality Measurement Tracer** 部门/品质追踪	**Quality Program Interview** (6) QPS 访谈	
10: 30—12: 00			**Facility Tour** 设施设备追踪	**Individual Patient—Department/Service Quality Measurement Tracer** 部门/品质追踪
12: 00—13: 00	**Surveyor Working Lunch** (Surveyors will eat alone as this time is used for planning)			
13: 00—15: 00	**Medication Management System Tracer** (4) MMU 系统追踪	**Infection Control System Tracer** (5) PCI系统追踪	**Facility Tour** 设施设备访查	**Individual Patient—Department/Service Quality Measurement Tracer** 部门/品质追踪
15: 00—16: 00	**Undetermined Survey Activity** 未定行程	**Undetermined Survey Activity** 未定行程		
16: 00—16: 30	**Meeting with Survey Coordinator** (3) (Identify needs for the following day) 与医院负责人（ ）进行会议，确认次日内容			
16: 30—17: 30	**Surveyor Planning Meeting** (This is a private meeting of the surveyors for planning the agenda and activities for the following day and may be held in the hotel)			

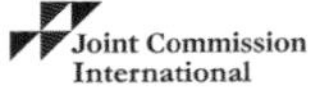

Survey Agenda
Ningbo Fourth Hospital
Ningbo, China
January 18—22, 2016

DAY THREE				
Time	Physician Surveyor	Nurse Surveyor	Administrator Surveyor	Clinician Surveyor
8: 00—9: 00	**Daily Debriefing** (Time for surveyors to share with the organization observations from prior day)			
9: 00—10: 30	**Staff and Medical Professional Education Qualifications Session—Medical Staff** 医生 SQE 审查	**Individual Patient — Department/Service Quality Measurement Tracer** 部门/品质追踪	**Supply-Chain Management and Evidence-Based Purchasing Interview** (8) 供应链访谈	**Individual Patient—Department/Service Quality Measurement Tracer** 部门/品质追踪
10: 30—12: 00			**Ethical Framework and Culture of Safety Interview** (9) 伦理文化访谈	
12: 00—13: 00	**Surveyor Working Lunch** (Surveyors will eat alone as this time is used for planning)			
13: 00—15: 00	**Closed Patient Medical Record Review** (Each surveyor needs separate work spaces or a separate room) 病历审查		**Facility Management and Safety Document Review** 设施管理与安全文件审查	**Closed Patient Medical Record Review** 病历审查
15: 00—16: 00	**Individual Patient—Department/Service Quality Measurement Tracer** 部门/品质追踪	**Individual Patient—Department/Service Quality Measurement Tracer** 部门/品质追踪	**Individual Patient—Department/Service Quality Measurement Tracer** 部门/品质追踪	**Individual Patient—Department/Service Quality Measurement Tracer** 部门/品质追踪
16: 00—16: 30	**Meeting with Survey Coordinator** (3) (Identify needs for the following day)			
16: 30—17: 30	**Surveyor Planning Meeting** (This is a private meeting of the surveyors for planning the agenda and activities for the following day and may be held in the hotel)			

JCI评审日程安排(二)

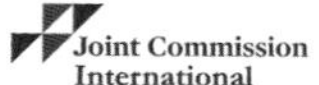

Survey Agenda

Ningbo Fourth Hospital
Ningbo, China
January 18—22, 2016

Time	DAY FOUR [illegible] Physician Surveyor	[illegible] Nurse Surveyor	[illegible] Administrator Surveyor	[illegible] Clinician Surveyor
8: 00—9: 00	**Daily Debriefing** (Time for surveyors to share with the organization observations from prior day)			
9: 00—10: 30	**Individual Patient—Department/Service Quality Measurement Tracer** 部门/品质追踪	**Staff Education Qualifications Session—Nursing Staff** 护理 SQE 审查	**Facility Management and Safety (FMS) Tracer/Tour** 设施设备访查	**Individual Patient—Department/Service Quality Measurement Tracer** 部门/品质追踪
10: 30—12: 00		**Individual Patient—Department/Service Quality Measurement Tracer** 部门/品质追踪	**Individual Patient—Department/Service Quality Measurement Tracer** 部门/品质追踪	
12: 00—13: 00	**Surveyor Working Lunch** (Surveyors will eat alone as this time is used for planning)			
13: 00—14: 30	**Individual Patient—Department/Service Quality Measurement Tracer** 部门/品质追踪	**Individual Patient—Department/Service Quality Measurement Tracer** 部门/品质追踪	**Staff Education Qualifications Session—Other Professional Staff** 其他人员 SQE 审查	**Individual Patient—Department/Service Quality Measurement Tracer** 部门/品质追踪
14: 30—16: 00			**Undetermined Survey Activity** 未定行程	
16: 00—16: 30	**Meeting with Survey Coordinator** (3) (Identify needs for the following day)			
16: 30—17: 30	**Surveyor Planning Meeting** (This is a private meeting of the surveyors for planning the agenda and activities for the following day and may be held in the hotel)			

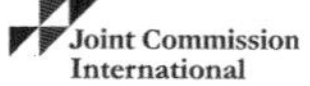

Survey Agenda

Ningbo Fourth Hospital
Ningbo, China
January 18—22, 2016

Time	DAY FIVE [illegible] Physician Surveyor	[illegible] Nurse Surveyor	[illegible] Administrator Surveyor	[illegible] Clinician Surveyor
8: 00—9: 00	**Daily Debriefing** (Time for surveyors to share with the organization observations from prior day)			
9: 00—10: 30	**Individual Patient—Department/Service Quality Measurement Tracer** 部门/品质追踪	**Individual Patient—Department/Service Quality Measurement Tracer** 部门/品质追踪	**Individual Patient—Department/Service Quality Measurement Tracer** 部门/品质追踪	**Individual Patient—Department/Service Quality Measurement Tracer** 部门/品质追踪
10: 30—12: 00	**Undetermined Survey Activity** 未定行程	**Undetermined Survey Activity** 未定行程	**Undetermined Survey Activity** 未定行程	**Undetermined Survey Activity** 未定行程
12: 00—15: 00	**Surveyor Working Lunch and Integration of Findings and Report Preparation** (10) 评审最终报告撰写时间 (Surveyors Only)			
15: 00—15: 30	**Leadership Exit Report** (11) (Leadership group to receive detailed survey findings) 评审委员与领导会谈			
15: 30—16: 00	**Exit Findings Presentation** (Leaders can decide who participates in this session; the size of the group is not limited) 总结报告			

JCI评审日程安排(三)

（二）日程详解

1. 第1天日程安排见下。

<table>
<tr><th>日 期</th><th>时 间</th><th>组 别</th><th>内 容</th><th>地 点</th><th>参加人员</th><th>相关准备工作</th></tr>
<tr><td rowspan="17">第1天</td><td>7:00—7:30</td><td colspan="5">7:20,医务科负责将每日患者清单、手术清单及有创操作清单(各1份)送至评审委员办公室(由分管院长确认),4份送至指挥中心。
人力资源部负责于前1天将全院花名册(1份)送至评审委员办公室,2份送至指挥中心。
7:10,院办发出全院中层动员通知(办公室主任确认);7:30之前,人员需到齐,并且全数就位。
7:30,院领导班子等候迎接(请穿正装)。
7:30,医评办负责清点所需必要政策。
7:30,接待组负责完成会议现场布置</td></tr>
<tr><td>7:40</td><td colspan="4">评审委员抵达医院</td><td>1. 保卫科:人员站岗。
2. 总务科:控梯人员。
3. 领导班子:迎接评审委员。
4. 拍照</td></tr>
<tr><td rowspan="4">7:45—8:00</td><td>医疗组</td><td rowspan="4">评审委员及翻译员会议</td><td rowspan="4"></td><td rowspan="4">评审委员、翻译员</td><td rowspan="4">主持人介绍4位评审委员、翻译员、现场环境,接待负责人向评审委员提供点餐本</td></tr>
<tr><td>护理组</td></tr>
<tr><td>管理组</td></tr>
<tr><td>临床组</td></tr>
<tr><td rowspan="4">8:00—8:20</td><td>医疗组</td><td rowspan="4">开幕式与行程确认</td><td rowspan="4"></td><td rowspan="4">4位评审委员、翻译员、县卫计局领导、院领导班子成员、全院中层及陪评人员。并请于7:30坐定位(有座位图)</td><td rowspan="4">主持人、音响控制(音乐播放)、记录员、拍照、录像。
1. 7:40,再次通知尚未到场人员。
2. 音响、话筒(9个)测试。
3. 音乐播放准备</td></tr>
<tr><td>护理组</td></tr>
<tr><td>管理组</td></tr>
<tr><td>临床组</td></tr>
<tr><td rowspan="4">8:20—9:00</td><td>医疗组</td><td rowspan="4">医院简介(院长简报)</td><td rowspan="4"></td><td rowspan="4">4位评审委员、翻译员、县卫计局领导、院领导班子成员、全院中层及陪评人员。并请于7:30坐定位(有座位图)</td><td rowspan="4">主持人、记录员、拍照、录像</td></tr>
<tr><td>护理组</td></tr>
<tr><td>管理组</td></tr>
<tr><td>临床组</td></tr>
</table>

续表

日　期	时　间	组　别	内　容	地　点	参加人员	相关准备工作
第1天	9:00—10:00	医疗组 护理组 管理组 临床组	质量促进与患者安全领导访谈		参加会议对象(有座位图)	8:00前完成桌牌摆放,为每位评审委员及翻译员准备好PPT打印件。 资料准备:包括领导与质量访谈简报、外包管理资料、外审机构资料、卫计局会议资料及委员会记录准备
	10:00—12:00	医疗组 护理组 管理组 临床组	文件审查		评审委员、翻译员及各组组长(位置预留)。其他相关人员在室外等候(有座位图)	医评办于9:30之前将各组英文版资料放在4位评审委员会议桌;请将中文必要文件放置于文件柜上
	12:00—13:00	备餐负责人于11:50之前备好评审委员的午餐(评审委员自行用餐)				
	13:00—16:00	医疗组	部门/品质追踪	现场	陪评组成员	联络员、记录员、拍照
		护理组	部门/品质追踪	现场	陪评组成员	联络员、记录员、拍照
		管理组	设施设备访查		陪评组成员	主持人、联络员、记录员、拍照。 设施管理与安全报告陪评组组长:询问评审委员能否先在会议室接受短暂报告。向评审委员做全院设施设备概况简介。 基建科准备医院平面图。 总务科准备梯子、手电筒、安全帽、全院钥匙。 12:45,参加人员到齐
		临床组	部门/品质追踪	现场	陪评组成员	联络员、记录员、拍照
	15:50	准备茶点				

续表

日　期	时　间	组　别	内　容	地　点	参加人员	相关准备工作
第1天	16:00—16:30	医疗组	与医院负责人召开会议，确认次日内容		主持人、医评办主任及翻译员	16:00—16:30，准备评审委员离开用车。16:20，院领导班子成员等候送评审委员上车
		护理组				
		管理组				
		临床组				
	17:00	反馈会议			JCI领导小组成员、陪评人员及指挥中心人员	各组记录员准备当天评审委员检查记录。

2. 第2天日程安排见下。

日　期	时　间	组　别	内　容	地　点	参加人员	备　注
第2天	7:20—7:40	7:30，医务科负责将每日患者清单、手术清单及有创操作清单（各1份）送至评审委员办公室（由分管院长审核），4份送至指挥中心。 7:40，院领导班子等候迎接评审委员				
	7:50	评审委员抵达医院				向评审委员提供点餐本
	8:00—9:00	医疗组	晨间报告		评审委员、翻译员、JCI领导小组成员及陪评人员	主持人、记录员、拍照
		护理组				
		管理组				
		临床组				
	9:00—12:00	医疗组	部门、品质追踪	现场	陪评组成员	联络员、记录员、拍照
		护理组	部门、品质追踪	现场	陪评组成员	联络员、记录员、拍照
	9:00—10:30	管理组	QPS访谈		参加会议对象	主持人、联络员、记录员、拍照。 召集负责人。 于7:50前完成资料准备
		临床组			参加会议对象	主持人、联络员、记录员、拍照。 召集负责人。 于7:50前完成资料准备

续表

日　期	时　间	组　别	内　容	地　点	参加人员	备　注
第2天	10:30—12:00	管理组	设施设备追踪	现场	陪评组成员	联络员、记录员、拍照
		临床组	部门、品质追踪	现场	陪评组成员	联络员、记录员、拍照
	12:00—13:00	备餐负责人于11:50之前备好评审委员的午餐(评审委员自行用餐)				
	13:00—15:00	医疗组	MMU 系统追踪		参加会议对象	主持人、联络员、记录员、拍照。 召集负责人。 于 12:45 前完成资料准备
		护理组	PCI 系统追踪		参加会议对象	主持人、联络员、记录员、拍照。 召集负责人。 于 12:45 前完成资料准备
	15:00—16:00	医疗组	部门、品质追踪	现场	陪评组成员	联络员、记录员、拍照
		护理组	部门、品质追踪	现场	陪评组成员	联络、记录员、拍照
	13:00—16:00	管理组	设施设备访查	现场	陪评组成员	联络员、记录员、拍照
		临床组	部门、品质追踪	现场	陪评组成员	联络员、记录员、拍照
	15:50	接待负责人准备茶点				
	16:00—16:30	医疗组 护理组 管理组 临床组	与医院负责人开会，确认次日内容		医评办主任、翻译员	医评办主任与评审委员沟通确定： 1. 病历审查清单。 2. 医生人事档案名单。 16:00—16:30，准备评审委员离开用车；院领导班子成员等候送评审委员上车

续表

日　期	时　间	组　别	内　容	地　点	参加人员	备　注
第2天	17:00	反馈会议			JCI领导小组成员、陪评人员及指挥中心人员	各组记录员记录各组追踪问题。 院办:第2天晨间报告人员通知。 医评办:各科室注意事项通知

3. 第3天日程安排见下。

日　期	时　间	组　别	内　容	地　点	参加人员	备　注
第3天	7:20—7:40	7:30,医务科负责将每日患者清单、手术清单及有创操作清单(各1份)送至评审委员办公室(由分管院长审核),4份送至指挥中心。 7:40,院领导班子等候迎接评审委员				
	7:50	评审委员抵达医院,接待组人员向评审委员提供菜单				
	8:00—9:00	医疗组	晨间报告	体检中心大厅	评审委员、翻译员、JCI领导小组成员及陪评人员	主持人、记录员、拍照
		护理组				
		管理组				
		临床组				
	9:00—12:00	医疗组	医生SQE审查	会议室	参加会议对象	主持人、联络员、记录员。 召集负责人。 人力资源部负责于7:50前准备好被抽中的医生的人事档案
		护理组	部门、品质追踪	现场	陪评组成员	联络员、记录员、拍照
	9:00—10:30	管理组	供应链访谈	会议室	参加会议对象	主持人、联络员、记录员、拍照。 召集负责人。 资料文件准备人员于7:50前完成资料准备,包括设备、药剂及人事资料
		临床组	部门、品质追踪	现场	陪评组成员	联络员、记录员、拍照

续表

日期	时间	组别	内容	地点	参加人员	备注
第3天	10:30—12:00	管理组	伦理安全文化访谈	会议室	参加会议对象	主持人、记录员、拍照。召集负责人于10:00前备齐资料
		临床组				
	12:00—13:00	备餐负责人于11:50之前备好评审委员的午餐(评审委员自行用餐)				
	13:00—15:00	医疗组	病历审查	会议室	分管院长、翻译员、质控办主任及病历质控员(含医疗、护理人员各1名)。如人数不限制,则陪评人员全部参加。根据抽到的病历确定参加人员	在12:30之前,质控办主任负责提供前1天所确定的病历资料。联络员、记录员
		护理组		会议室	分管院长、翻译员、质控办干事及病历质控员(含医疗、护理人员各1名)。如人数不限制,则陪评人员全部参加。根据抽到的病历确定参加人员	在12:30之前,质控办主任负责提供前1天所确定的病历资料。联络员、记录员
		管理组	设施管理与安全文件审查		分管院长、总务科科长、设备科科长、保卫科科长、防保科科长、药剂科主任、院办副主任及负责资料文件的人员	在12:30之前,负责资料文件的人员准备FMS所有必要文件(中英文)

续表

<table>
<tr><th>日 期</th><th>时 间</th><th>组 别</th><th>内 容</th><th>地 点</th><th>参加人员</th><th>备 注</th></tr>
<tr><td rowspan="11">第3天</td><td>13:00—15:00</td><td>临床组</td><td>病历审查</td><td></td><td>分管院长、翻译员、质控办主任及病历质控员（含医疗、护理人员各1名）。如人数不限制，则陪评人员全部参加。根据抽到的病历确定参加人员</td><td>在12:30之前，质控办主任负责提供前1天所确定的病历资料。
联络员、记录员</td></tr>
<tr><td rowspan="4">15:00—16:00</td><td>医疗组</td><td>部门、品质追踪</td><td>现场</td><td>陪评组成员</td><td>联络员、记录员、拍照</td></tr>
<tr><td>护理组</td><td>部门、品质追踪</td><td>现场</td><td>陪评组成员</td><td>联络员、记录员、拍照</td></tr>
<tr><td>管理组</td><td>部门、品质追踪</td><td>现场</td><td>陪评组成员</td><td>联络员、记录员、拍照</td></tr>
<tr><td>临床组</td><td>部门、品质追踪</td><td>现场</td><td>陪评组成员</td><td>联络员、记录员、拍照</td></tr>
<tr><td>15:50</td><td colspan="5">接待负责人准备茶点</td></tr>
<tr><td rowspan="4">16:00—16:30</td><td>医疗组</td><td rowspan="4">与医院负责人开会，确认次日内容</td><td rowspan="4"></td><td rowspan="4">医评办主任、翻译员</td><td rowspan="4">医评办主任与评审委员沟通确定人事档案（护士、其他人员名单）。
16:00—16:30，准备评审委员离开用车；院领导班子成员等候送评审委员上车</td></tr>
<tr><td>护理组</td></tr>
<tr><td>管理组</td></tr>
<tr><td>临床组</td></tr>
<tr><td>17:00</td><td colspan="2">反馈会议</td><td></td><td>JCI领导小组成员、陪评人员及指挥中心人员</td><td>各组记录员记录各组追踪问题。
院办：第2天晨间报告人员通知。
医评办：各科室注意事项通知</td></tr>
</table>

4. 第4天日程安排见下。

日期	时间	组别	内容	地点	参加人员	备注
第4天	7:20—7:40	7:30,医务科负责将每日患者清单、手术清单及有创操作清单各1份送至评审委员办公室(由分管院长审核),4份送至指挥中心。 7:40,院领导班子等候迎接评审委员				
	7:50	评审委员抵达医院,接待组人员向评审委员提供菜单				
	8:00—9:00	医疗组 护理组 管理组 临床组	晨间报告		评审委员、翻译员、JCI领导小组成员及陪评人员	主持人、记录员、拍照
	9:00—12:00	医疗组	部门、品质追踪	现场	陪评组成员	联络员、记录员、拍照
	9:00—10:30	护理组	护理SQE审查		分管院长、翻译员、人力资源部科长、科教科科长、护理部主任、防保科长、护理总带教老师、科护士长、人力资源部干事、抽中的护士长和护理人员	主持人、联络员、记录员、拍照。 召集负责人。 人力资源部于7:50前准备好抽中的护士的人事档案
	10:30—12:00	护理组	部门、品质追踪	现场	陪评组成员	联络员、记录员、拍照
	9:00—10:30	管理组	设施设备系统追踪		分管院长、翻译员、总务科科长、设备科科长、保卫科科长、信息科科长、防保科科长、院感科科长、动力科科长、院办副主任及准备资料文件的人员	主持人、联络员、记录员、拍照。 召集负责人。 准备资料的人员于7:50前准备好所有FMS文件资料(其中,关于六大计划,需准备2015年和2016年的资料)

续表

日期	时间	组别	内容	地点	参加人员	备注
第4天	10:30—12:00	管理组	部门、品质追踪	现场	陪评组成员	联络员、记录员、拍照
	9:00—12:00	临床组	部门、品质追踪	现场	陪评组成员	联络员、记录员、拍照
	12:00—13:00	备餐负责人于11:50之前备好评审委员的午餐(评审委员自行用餐)				
	13:00—16:00	医疗组	部门、品质追踪	现场	陪评组成员	联络员、记录员、拍照
		护理组	部门、品质追踪	现场	陪评组成员	联络员、记录员、拍照
	13:00—14:30	管理组	其他人员SQE访查		分管院长、翻译员、总务科科长、人力资源部长、科教科科长、防保科科长、医评办干事、人力资源部干事、选中的科室主管及其他员工	主持人、联络员、记录员、拍照。 召集负责人。 人力资源部在12:30前准备好抽中的人员的档案资料
	14:30—16:00	管理组	部门、品质追踪	现场	陪评组成员	联络员、记录员、拍照
	13:00—16:00	临床组	部门、品质追踪	现场	陪评组成员	联络员、记录员、拍照
	15:50	接待负责人准备茶点				
	16:00—16:30	医疗组	与医院负责人开会,确认次日内容		医评办主任、翻译员	16:00—16:30,准备评审委员离开用车;院领导班子成员等候送评审委员上车
		护理组				
		管理组				
		临床组				
	17:00	检讨会		体检中心一楼大厅	JCI领导小组成员、陪评人员及指挥中心人员	各组记录员记录各组追踪问题。 院办:第2天晨间报告人员通知。 医评办:各科室注意事项通知

5. 第5天日程安排见下。

日 期	时 间	组 别	内 容	地 点	参加人员	备 注
第5天	7:20—8:00	7:30,医务科负责将每日患者清单、手术清单及有创操作清单各1份送至评审委员办公室(由分管院长审核),4份送至指挥中心。 7:40,院领导班子等候迎接评审委员				
	7:50	评审委员抵达医院,接待组人员向评审委员提供菜单				
	8:00—9:00	医疗组	晨间报告		评审委员、翻译员、JCI领导小组成员及陪评人员	主持人、记录员、拍照
		护理组				
		管理组				
		临床组				
	9:00—10:30	医疗组	部门、品质追踪	现场	各组陪评人员	各组记录、联络、前导、拍照人员
		护理组	部门、品质追踪			
		管理组	部门、品质追踪			
		临床组	部门、品质追踪			
	10:30—12:00	医疗组	未定行程			每组组长与联络员确定两个科室,请评审委员前去指导
		护理组	未定行程			
		管理组	未定行程			
		临床组	未定行程			
	12:00—15:00	备餐负责人于11:50之前备好评审委员的午餐(委员自行用餐)。 评审委员在这时间段会撰写最终评审报告(各组如需向评审委员申诉及补充的资料需在11:30前提交给评审委员)				
	15:00—15:30	四组评审委员	评审委员与领导会谈		卫计局领导、院领导班子成员、医评办主任及翻译员	
	15:30—16:00	四组评审委员	总结报告		卫计局领导、院领导班子成员、全院中层、陪评人员及协调员	主持人

续表

日 期	时 间	组 别	内 容	地 点	参加人员	备 注
第5天	16:00—16:30	医疗组	与评审委员/翻译员再次确认送机时间与人员		医评办主任、翻译员	16:00—16:30,准备评审委员离开用车;院领导班子成员等候送评审委员上车
		护理组				
		管理组				
		临床组				

附件 JCI医院评审各章节列表

缩略语	章节(英文)	章节(中文)
IPSG	International Patient Safety Goals	国际患者安全目标
ACC	Access to Care and Continuity of Care	医疗可及性及连续性
PFR	Patient and Family Rights	患者及家属的权利
AOP	Assessment of Patients	患者评估
COP	Care of Patients	患者治疗
ASC	Anesthesia and Surgical Care	麻醉及外科治疗
MMU	Medication Management and Use	药品管理及使用
PFE	Patient and Family Education	患者及家属的教育
QPS	Quality Improvement and Patient Safety	质量改进和患者安全
PCI	Prevention and Control of Infections	感染预防与控制
GLD	Governance, Leadership, and Direction	治理、领导及管理
FMS	Facility Management and Safety	设施管理及安全
SQE	Staff Qualifications and Education	人员的资质和教育
MOI	Management of Information	信息管理

参考文献

1.《三级综合医院评审标准实施细则》(2011年版),卫办医管发[2011]148号,由原卫生部于2011年11月25日印发。

2.《JCI医院评审标准》(第4版)中文版,由中国医院协会组织卫生领域专家翻译,由《中国医院》杂志社于2012年10月发行。

3.《JCI医院评审标准》(第5版)中文版,2014年4月1日起生效。

4.《JCI医院调查程序指南》(第5版)中文版,2014年4月1日起生效。